Terapia
Auditiva–Verbal

Terapia Auditiva–Verbal

Maria Emília de Melo (Mila Melo)
Fonoaudióloga
Mestre em Distúrbios da Comunicação com Especialização em Audiologia Educacional
Certificada em It Takes Two to Talk® Hanen
Especialista em Audição e Linguagem Falada
Certificada Terapeuta Auditiva–Verbal pela AG Bell Academy

Pedro Brás da Silva
Terapeuta da Fala Licenciado
Especialista em Audição e Linguagem Falada
Certificado Terapeuta Auditivo–Verbal pela AG Bell Academy

Mariana Cardoso Guedes
Fonoaudióloga
Mestre em Ciências com Especialização em Audiologia
Especialista em Audição e Linguagem Falada
Certificada Terapeuta Auditiva–Verbal pela AG Bell Academy

Thieme
Rio de Janeiro • Stuttgart • New York • Delhi

**Dados Internacionais de Catalogação na Publicação (CIP)
(eDOC BRASIL, Belo Horizonte/MG)**

M528t
    Melo, Maria Emília de
    Terapia Auditiva-Verbal/Maria Emília de Melo, Pedro Brás da Silva, Mariana Cardoso Guedes. – Rio de Janeiro, RJ: Thieme Revinter Publicações, 2025.

    14 x 21 cm
    Inclui bibliografia.
    ISBN   978-65-5572-293-2
    eISBN 978-65-5572-294-9

    1. Fonoaudiologia. 2. Fonoterapia. I. Silva, Pedro Brás da. II. Guedes, Mariana Cardoso. III. Título.

                                CDD 616.855

Elaborado por Maurício Amormino Júnior – CRB6/2422

Contato com o autor:
Maria Emília de Melo
MilaMelo.SLP.Aud@proton.me

© 2025 Thieme. All rights reserved.

Thieme Revinter Publicações Ltda.
Rua do Matoso, 170
Rio de Janeiro, RJ
CEP 20270-135, Brasil
http://www.ThiemeRevinter.com.br

Thieme USA
http://www.thieme.com

Design de Capa: © Thieme
Créditos Imagem da Capa: capa feita usando a imagem a seguir:
color equalizer wave © Freepik/br.freepik.com

Impresso no Brasil por Forma Certa Gráfica Digital Ltda.
5 4 3 2 1
ISBN 978-65-5572-293-2

Também disponível como eBook:
eISBN 978-65-5572-294-9

Nota: O conhecimento médico está em constante evolução. À medida que a pesquisa e a experiência clínica ampliam o nosso saber, pode ser necessário alterar os métodos de tratamento e medicação. Os autores e editores deste material consultaram fontes tidas como confiáveis, a fim de fornecer informações completas e de acordo com os padrões aceitos no momento da publicação. No entanto, em vista da possibilidade de erro humano por parte dos autores, dos editores ou da casa editorial que traz à luz este trabalho, ou ainda de alterações no conhecimento médico, nem os autores, nem os editores, nem a casa editorial, nem qualquer outra parte que se tenha envolvido na elaboração deste material garantem que as informações aqui contidas sejam totalmente precisas ou completas; tampouco se responsabilizam por quaisquer erros ou omissões ou pelos resultados obtidos em consequência do uso de tais informações. É aconselhável que os leitores confirmem em outras fontes as informações aqui contidas. Sugere-se, por exemplo, que verifiquem a bula de cada medicamento que pretendam administrar, a fim de certificar-se de que as informações contidas nesta publicação são precisas e de que não houve mudanças na dose recomendada ou nas contraindicações. Esta recomendação é especialmente importante no caso de medicamentos novos ou pouco utilizados. Alguns dos nomes de produtos, patentes e design a que nos referimos neste livro são, na verdade, marcas registradas ou nomes protegidos pela legislação referente à propriedade intelectual, ainda que nem sempre o texto faça menção específica a esse fato. Portanto, a ocorrência de um nome sem a designação de sua propriedade não deve ser interpretada como uma indicação, por parte da editora, de que ele se encontra em domínio público.

Todos os direitos reservados. Nenhuma parte desta publicação poderá ser reproduzida ou transmitida por nenhum meio, impresso, eletrônico ou mecânico, incluindo fotocópia, gravação ou qualquer outro tipo de sistema de armazenamento e transmissão de informação, sem prévia autorização por escrito.

DEDICATÓRIA

Às crianças com surdez ou perda auditiva permanente, aos seus pais e cuidadores e profissionais que os apoiam na jornada da identificação e intervenção auditiva pediátrica precoce.

Às futuras gerações de fonoaudiólogos e terapeutas da fala que se certificarão como terapeutas auditivo-verbais da língua portuguesa. Neste livro estão representadas 4 gerações de Especialistas em Audição e Linguagem Falada Terapeutas Auditivo-Verbais Certificados: Warren (prefácio) foi mentor da Mila, que mentorou Pedro, que por sua vez mentorou Mariana. Essa corrente colaborativa de elos fortes celebram as próximas gerações.

Este livro é uma obra de amor e colaboração. Parte da arrecadação com a venda do livro será destinada a bolsas de estudos sobre terapia auditiva–verbal para profissionais, estudantes, pais e cuidadores.

Os autores

AGRADECIMENTOS

Os autores gostariam de manifestar seus mais sinceros agradecimentos:

Às famílias e suas crianças com surdez e perda auditiva permanente. Vocês nos incentivam todos os dias a buscar a excelência nos serviços que prestamos e a sermos sempre melhores profissionais.

Aos colegas e mentores por compartilharem conhecimentos, sonhos, conquistas e desafios, pelo acolhimento e colaboração.

À AG Bell Association for the Deaf and Hard of Hearing, pelo compromisso com a comunidade auditiva-verbal internacional.

À AG Bell Academy for Listening and Spoken Language pelas diretrizes e suporte na obtenção e manutenção da Certificação em Terapia Auditiva–Verbal e no cuidadoso suporte aos mentores que orientam colegas no processo de certificação.

À Fundação Otorrinolaringologia, em especial a Adriana Fozzati, Diretora Administrativa, por acreditar na importância deste livro e pelo apoio para que ele se tornasse realidade.

Ao Sincronia Núcleo de Estudos e Consultoria em Terapia Auditiva-Verbal em Língua Portuguesa, em especial à querida amiga Cristina Gomes de Ornelas Peralta pelo incentivo e suporte desde os primeiros passos desse projeto.

Ao Beto, o melhor companheiro que eu poderia ter ao meu lado. Seu amor, incentivo e suporte fazem nossas as minhas conquistas, incluindo este livro. Aos meus pais e irmãos, com quem aprendi a ser forte, corajosa e colaborativa sem perder a ternura; a dar boas-vindas e aprender com as diversidades e divergências. Amo vocês!

Mila

À minha companheira Rucha e aos meus três filhos Mia, Nica e Lopo, pelo suporte, pela paciência e por serem a luz no meu caminho. Amo-vos em quantidades astronômicas!

Pedro

Ao meu companheiro Raimar e meus filhos Álvaro e Olavo, pelo apoio e amor incondicional, pelo carinho e paciência mesmo nos meus momentos de ausência durante a jornada de trabalho. À minha mãe Heloísa e irmã Carolina, pelo exemplo de mãe, mulheres e professoras. Amo todos vocês.

Mariana

PREFÁCIO

As crianças que nascem com audição típica começam a vida com um complexo sistema de processos dinâmicos e interativos que se desenvolvem, não só na criança, mas entre a criança e aquelas pessoas que têm papel importante em suas vidas. Esses processos são inconscientes, intuitivos e automáticos. A maioria das crianças chega ao mundo equipada com habilidades perceptuais, motoras, cognitivas e linguísticas que se desenvolvem em sequências previsíveis ao longo do tempo. Além disso, essas crianças possuem uma motivação intrínseca para se comunicar.

As crianças que hoje em dia nascem com surdez ou deficiência auditiva (ou que apresentam esse tipo de deficiência na primeira infância) têm o mesmo grande potencial para desenvolver habilidades auditivas excepcionais, linguagem oral altamente inteligível e padrões sociais e acadêmicos similares às crianças ouvintes. O objetivo da maioria dos pais de crianças com surdez ou deficiência auditiva é desenvolver esse potencial e ajudá-las a alcançar seus sonhos, respeitando a cultura de onde proveem. Para atingir essa meta, os pais precisam sentir-se confiantes para escolher as melhores opções de comunicação disponíveis.

A terapia auditiva-verbal (TAV) é uma opção de audição e linguagem falada (ALF), caracterizada por 10 princípios específicos de prática e um rigoroso código de ética. A TAV envolve pais e crianças no uso de estratégias sustentadas por evidências científicas. É uma terapia, cujo objetivo é desenvolver o cérebro da criança para que atinja o nível de audição e a linguagem oral desejados por sua família.

Graças à TAV, muitas dessas crianças aprendem a *ouvir* suas próprias vozes, as vozes dos outros e outros sons incríveis da vida diária. Ao aprender a *ouvir*, elas aprendem a *falar* e se envolver em *conversas verbais* com seus pais, irmãos e amigos. Por meio da TAV, os centros auditivos e de linguagem do cérebro se expandem para apoiar a infraestrutura da leitura, escrita e o uso de meios eletrônicos. Com o tempo, os sonhos dessas famílias tornam-se realidade: suas crianças se sentem plenamente incluídas em atividades pré-escolares e crescem sabendo que têm ao seu dispor as mesmas possibilidades sociais e acadêmicas na vida.

Quando tem acesso a esses recursos, crianças com surdez ou deficiência auditiva e suas famílias têm a chance de se beneficiar da extensa pesquisa científica e dos altos padrões de prática dos profissionais da TAV, em qualquer lugar do mundo. As famílias podem ter confiança nos profissionais que adotaram a TAV e obtiveram credenciais profissionais caracterizadas por seu padrão de excelência.

Em **Terapia Auditiva-Verbal**, o primeiro livro deste gênero em português, os autores trazem o conhecimento da TAV para o mundo da língua portuguesa, que abrange 250 milhões de pessoas. Do Brasil à Guiné-Bissau, de Moçambique a Macau, de Angola a Portugal (dentre outros países), há pais e crianças com surdez ou deficiência auditiva à procura de um caminho, que aqui vão encontrar.

Esta obra inclui cinco capítulos de grande interesse sobre os fundamentos da TAV, os princípios da prática, as evidências existentes para dita prática e a apresentação de estratégias embasadas e sustentadas por evidências, tudo com o objetivo de prestação de serviços abrangentes, que incluem o *coaching* de pais. O livro também descreve os passos a seguir para aqueles profissionais empolgados pelo crescimento da TAV, no mundo da língua portuguesa, que buscam sua certificação. Também fornece perspectivas de famílias no Brasil, Portugal e Canadá que se beneficiaram com os princípios da TAV. Este volume conciso oferece um modelo de sucesso para as famílias e os profissionais, e um grande incentivo para melhorar os resultados da audição e da linguagem oral para todas as crianças com surdez ou deficiência auditiva, onde quer que se fale a língia portuguesa.

A TAV mudou drasticamente ao longo nos últimos anos, assim como as maneiras como trabalhamos com famílias cujas crianças são surdas ou deficientes auditivas. A intervenção centralizada na criança deu origem a programas focados na família, onde a criança é vista como parte de uma grande rede social e de uma comunidade onde convivem diversas gerações.

A pesquisa e a tecnologia nos trouxeram a possibilidade da identificação precoce e da intervenção imediata, e continuam a nos aproximar ao objetivo da redução e até da prevenção do atraso de linguagem oral e comunicação associado à surdez infantil.

É o trabalho de fonoaudiólogos, professores e de toda a equipe de saúde auditiva orientar, navegar, *coach* e aconselhar os pais em sua incessante busca pelo tesouro da escuta e da comunicação oral. Os profissionais da área devem ajudá-los a descobrir o valor da audição, da escuta e da habilidade conversacional. Na TAV, pais e profissionais formam parcerias em que a esperança e a confiança são fatores fundamentais para lapidar essas preciosas gemas até que elas brilhem e dancem com a vida. Os profissionais continuam a capturar a atenção da criança e a imaginação dos pais à medida que elevam o nível dos padrões globais em TAV.

Este é um momento de grande oportunidade para aqueles que se interessam pela TAV no mundo da língua portuguesa.

Por que deveríamos aceitar limitações quando tanto mais é possível?

Warren Estabrooks
M.Ed., LSLS Cert. AVT Emeritus
President & CEO
WE Listen International
Toronto, Canadá

AUTORES

MARIA EMÍLIA (MILA) DE MELO
Fonoaudióloga Mestre pela PUC-SP, certificada em *It Takes Two to Talk® Hanen*, Especialista em Audição e Linguagem Falada Certificada Terapeuta Auditiva-Verbal (TAV) desde 2005. Mila foi Coordenadora de Pesquisa e Desenvolvimento e terapeuta AV na *Learning to Listen Foundation* sob a direção clínica de Warren Estabrooks, seu mentor na certificação como TAV. Ela implementou e coordenou os serviços de (re)habilitação auditiva pediátrica no *Infant Hearing Program*, Saúde Pública de Toronto. Ela oferece serviços de (re)habilitação auditiva para crianças com surdez ou perda auditiva permanente (S/PAP), incluindo Terapia Auditiva-Verbal, em Ontario, Canadá. Cofundadora do Sincronia Núcleo de Estudos Terapia Auditiva Verbal onde coordena, organiza e facilita grupos de estudos teóricos e clínicos. Copresidente do Comitê de Assuntos Globais e membro da diretoria da *AG Bell Association for the Deaf and Hard of Hearing*. Autora de diversas publicações sobre intervenção precoce centrada na família de crianças com S/PAP. Palestrante convidada para eventos científicos e aulas de graduação e pós-graduação. Mentora de profissionais que desejam certificar-se como TAV. Mila recebeu vários prêmios de reconhecimento profissional, incluindo o de *Speech-Language Pathologist of the Year, Ontario Association of Speech-Language Pathologist & Audiologist*.

PEDRO BRÁS DA SILVA
Licenciado em Terapia da Fala e Especialista em Audição e Linguagem Falada Certificado Terapeuta Auditivo-Verbal. Foi professor dos cursos de Audiologia e Terapia da Fala na ESS-IPPorto (2004-2017) e na ESS-Universidade de Aveiro (2023). Foi membro fundador do Departamento de Audição da Sociedade Portuguesa de Terapia da Fala. Trabalha atualmente no Centro de Surdez, Vertigem e Zumbido do Hospital Lusíadas Porto (Portugal). Oferece serviços de (re)habilitação auditiva para crianças, adolescentes e adultos com surdez ou perda auditiva permanente (S/PAP), incluindo Terapia Auditiva-Verbal, em contexto presencial e também por teleatendimento. É atualmente membro da diretoria da *AG Bell Academy for Listening and Spoken Language,* consultor da Associação OUVIR (Portugal) e membro do grupo *Member Engagement* do *World Hearing Forum*. É autor de vários capítulos em livros nacionais e internacionais sobre audição, incluindo intervenção precoce centrada na família. É formador em pós-graduações nacionais e internacionais relacionadas com a prática TAV e mentor internacional de profissionais que desejam certificar-se em Audição e Linguagem Falada Terapia Auditiva-Verbal.

MARIANA CARDOSO GUEDES
Graduada pela Faculdade de Medicina da USP e Mestre em Ciências pela mesma instituição. Fez especialização em Audiologia Clínica e Educacional na Santa Casa de São Paulo e possui mais de 20 anos de experiência nas etapas de prevenção, diagnóstico, seleção e adaptação de dispositivos de tecnologia auditiva e intervenção terapêutica em crianças e adultos com surdez ou perda auditiva permanente (S/PAP). Trabalhou por dez anos no Grupo de Implante Coclear do HCFMUSP em São Paulo, foi professora do Curso de Fonoaudiologia do Centro Universitário São Camilo e atualmente oferece serviços de (Re)Habilitação Auditiva de forma presencial ou online, incluindo a Terapia Auditiva-Verbal. Mariana é Especialista em Audição e Linguagem Falada Certificado Terapeuta Auditiva-Verbal pela *AG Bell Academy for Listening and Spoken Language* e também é autora de diversos artigos científicos, capítulos de livros atuando como professora convidada em cursos de pós graduação. É membro da Academia Brasileira de Audiologia e Coordenadora do Comitê de Reabilitação Auditiva do Departamento de Audição e Equilíbrio da Sociedade Brasileira de Fonoaudiologia.

COLABORADORES

ANA BRANDÃO
38 anos, é contabilista certificada e sócia de uma empresa de sacos personalizados, casada com Paulo Amorim, 36 anos, gestor de uma empresa de calçado, residem com a Leonor em Santa Maria da Feira (Portugal). Juntos enfrentam o desafio e a alegria de criar Leonor, de 9 anos, surda oralizada, que frequenta o 3º ano do ensino regular. Ambos equilibram as suas carreiras profissionais com o compromisso de oferecer um ambiente harmonioso para a Leonor, priorizando suas necessidades. Juntos encontram nas atividades ao ar livre e nas viagens oportunidades de vivenciarem experiências em família.

JACKSON ATKINSON
22 anos, nasceu com surdez profunda e usa implantes cocleares bilaterais. Ele está terminando a faculdade na Universidade de Western Ontario, onde dirige um clube de investimento e joga no time de basquete. Atualmente, ele está estudando Finanças, com a esperança de ser admitido na Ivey Business School da Western University para obter um diploma de "Honras em Administração de Empresas". Fora da escola, Jackson gosta de fazer musculação, ler na biblioteca e sair com seus amigos nos fins de semana. Atualmente, Jackson é estagiário em um banco e tem como objetivo conseguir emprego em tempo integral no setor bancário.

JOTHI CHELLAPPAN
Nascida na Índia, viajou para o Canadá após o casamento. Quando seu único filho, Rishi, nasceu com uma deficiência auditiva, ela tomou a decisão de sacrificar sua carreira para garantir que ele pudesse experimentar o mundo do som. Encontrar a Mila para sessões de TAV provou ser fundamental. A abordagem e as orientações da Mila inspiraram Jothi e guiaram a jornada auditiva de seu filho. Agora na 8ª série, ele se destaca academicamente, pratica esportes competitivos e é um nadador talentoso. Jothi permanece profundamente grata a Mila, ao Hospital Sickkids e à Saúde Pública de Toronto, cujo apoio deu a seu filho o inestimável presente de ouvir, moldando seu futuro brilhante.

LARISSA BALDINI FARJALLA MATTAR
Esposa do Fábio, grande parceiro na caminhada, e mãe dos gêmeos Felipe, surdo que ouve, e Lucas, ouvinte. É nutricionista infantil em um Hospital Pediátrico e também faz atendimentos em consultório particular. Fábio é engenheiro de software e trabalha em uma multinacional da área de tecnologia. Felipe e Lucas tem 4 anos e estudam em escola regular bilíngue.

WARREN ESTABROOKS
Presidente e diretor executivo da WE Listen International, uma empresa global de consultoria e treinamento profissional em Toronto, Canadá. Ele é um especialista nas áreas da prática auditiva-verbal, reabilitação auditiva, perda auditiva em crianças e adultos, e no treinamento de profissionais de saúde e educação. O Sr. Estabrooks recebeu inúmeros prêmios por suas distintas contribuições globais para crianças com surdez ou deficiência auditiva, suas famílias e os profissionais que as servem, e fez contribuições significativas para a literatura. Ele dedicou sua vida a mentorar inúmeros profissionais e foi reconhecido com o título de "Canadian of Distinction".

GLOSSÁRIO DE TERMOS: PRINCIPAIS TERMOS E DEFINIÇÕES USADOS NO LIVRO

Coaching – Termo usado no contexto da Terapia Auditiva-Verbal (TAV) com o significado de orientar e guiar os pais e cuidadores. Dentro do *coaching*, o terapeuta AV e os pais têm *expertises* diferentes e igualmente necessárias para facilitar o desenvolvimento da comunicação da criança. Ambos são parceiros no processo de intervenção. Os terapeutas AV são profissionais com graduação mínima em fonoaudiologia/terapia da fala e 3 a 5 anos de pós-graduação/especialização, o que resulta em tempo mínimo de estudo de 7 anos.

Criança com surdez ou perda auditiva permanente (S/PAP) – O termo inclui crianças com qualquer grau ou tipo de perda auditiva. Os autores usaram a nomenclatura pessoa-primeiro (ou seja, uma criança com S/PAP) porque é consistente com as Diretrizes de Linguagem Inclusiva para Pessoas com Deficiência das Nações Unidas (*United Nations Disability Inclusive Language Guidelines*, 2019).

Dispositivos de Tecnologia Auditiva
AASI – Aparelho de Amplificação Sonora Individual
IC – Implante Coclear
PAAO – Prótese Auditiva Ancorada ao Osso

Especialização em Audição e Linguagem Falada com Certificação em Terapia Auditiva-Verbal (EALF Cert TAV) *Listening and Spoken Language Specialist Certified Auditory-Verbal Therapist* (*LSLS Cert. AVT®*) – Certificação internacional oferecida exclusivamente pela AG Bell Academy for Listening and Spoken Language.

Idade Auditiva (IA) – Tempo de acesso ideal ao sinal de fala via tecnologia auditiva durante todas as horas que a criança com S/PAP está acordada. Por exemplo, o dia no qual a criança começa a usar a tecnologia auditiva que oferece acesso ideal a todos os sons de fala durante todas as horas em que está acordada é o "Dia Zero" da idade auditiva da criança (Cole & Flexer, 2020).

Intervenção Precoce (IP) – O objetivo dos programas de intervenção precoce auditiva é garantir que a criança tenha a S/PAP identificada e receba a intervenção o mais cedo possível. Os programas que atingem o referencial 1-3-6 (triagem concluída até 1 mês, diagnóstico audiológico até 3 meses, início da intervenção precoce até 6 meses) devem-se esforçar para cumprir um cronograma de 1-2-3 meses (*The Joint Committee on Infant Hearing*, 2019).

Linguagem Oral/Verbal (LO/V) – Linguagem oral ou linguagem verbal é uma linguagem produzida com o trato vocal, em contraste com outra linguagem expressiva que é produzida com o corpo e as mãos. As habilidades LO/V fornecem a base para a leitura e compreensão de palavras.

Mentor para suporte à obtenção das credenciais EALF Cert. TAV – De acordo com a definição do dicionário Houaiss, mentor é a pessoa que serve a alguém de guia, de sábio e experiente conselheiro, a pessoa que inspira, estimula, cria ou orienta. Na prática, a palavra "mentor" tem sido usada como referência àquele que, pela sua sabedoria ou experiência, ajuda outras pessoas como guia ou conselheiro, mas que também tem a missão de inspirar pessoas. No caso do processo de certificação como terapeuta AV, os mentores são profissionais já certificados e com credenciais de EALF Cert. TAV regular e ativa que irão atuar como orientadores e facilitadores auxiliando nos estudos teóricos e práticos durante o processo de certificação.

Pais e cuidadores – Incluem adultos significativos e presentes na rotina da criança, como avós, familiares e guardiões legais. Na consciência de que em algumas famílias, diversos membros podem tomar o papel de pais e cuidadores, os autores usam termos variados como *familiares, pais, cuidadores,* e *adultos* de forma intercambiável.

(Re)habilitação Auditiva – A **habilitação** auditiva refere-se à intervenção precoce oferecida às crianças com surdez ou perda auditiva permanente, de origem congênita ou perinatal, e suas famílias são os meios e instrumentos necessários para maximizar o uso da audição. Envolve a indicação e a adaptação de dispositivos de tecnologia auditiva e a implementação de estratégias de comunicação, trabalho auditivo e educação especializada (Yoshinaga-Itano *et al.*, 1998; Moeller *et al.*, 2013). Esse processo visa ajudar indivíduos com S/PAP na aquisição das habilidades de linguagem e comunicação necessárias para interagir efetivamente com o mundo ao seu redor, desde tenra idade. O termo **reabilitação**, por outro lado, é mais comumente usado para indivíduos com uma S/PAP adquirida e visa restituir essa função pelos mesmos meios tecnológicos descritos anteriormente, a se adaptarem a essa condição e a lidarem com seus impactos psicossociais, emocionais e cognitivos (Yoshinaga-Itano *et al.*, 1998; Moeller *et al.*, 2013). Ao longo do livro, o termo (re)habilitação será usado para englobar a intervenção precoce ou o mais cedo possível em casos de crianças com S/PAP congênita e/ou adquirida na primeira infância.

Sistemas Auxiliares de Escuta/Sistemas de Microfones Remotos (SMR) – Em situações em que o contexto acústico é ruidoso, e de acordo com a ciência baseada na relação sinal-ruído, a criança deve ser capaz de receber o sinal de fala 15 a 20 dB mais alto que o ruído de fundo. Os sistemas auxiliares de escuta englobam todas as tecnologias de suporte à audição além da tecnologia primária (AASI, ICs e outras). O seu uso permite melhorar a recepção de sinais acústicos claros, robustos e intactos nos centros auditivos do cérebro. A criança com S/PAP de todas as idades pode usar sistemas de microfones remotos em qualquer ambiente onde o ruído, reverberação e distância são barreiras para o seu aprendizado (Smaldino & Flexer, 2014; Cole & Flexer, 2020).

Traços suprassegmentares da fala – Prosódia da fala; variação em *pitch*, volume, velocidade e duração dos padrões de fala.

Zona de Desenvolvimento Proximal (ZDP) – "A distância entre o nível de desenvolvimento atual determinado pela resolução independente de problemas e o nível de desenvolvimento potencial determinado pela resolução de problemas sob orientação ou em colaboração com parceiros mais capazes." (Vygotsky, 1987, p. 211.)

REFERÊNCIAS BIBLIOGRÁFICAS

COLE, E. B.; FLEXER, C. Hearing Aids, cochlear implants, and remote microphone (RM) systems. *In:* COLE, E. B.; FLEXER, C. **Children with hearing loss: developing listening and talking birth to six**. 3. ed. San Diego: Plural, 2020. p. 105-60.

Houaiss A. **Dicionário Houaiss da Língua Portuguesa**. Rio de Janeiro: Ed. Objetiva, 2001.

MOELLER, M. P.; CARR, G; SEAVER, L; STREDLER-BROWN, A; HOLZINGER, D. Best practices in Family centered early intervention for children who are deaf or hard of hearing: na international consensus statement. **Journal of Deaf Studies and Deaf Education**, 2013, v .18, n. 4, p. 429-45.

SMALDINO, J; FLEXER, C. Acoustic accessibility: room acoustics and remote microfone use in home and school environments. *In:* MADELL, JR; FLEXER, C (Eds). **Pediatric audiology. Diagnosis, technology, and management**. 2nd ed. New York: Thieme, 2014.

THE JOINT COMMITTEE ON INFANT HEARING. Year 2019 Position Statement: Principles and Guidelines for Early Hearing Detection and Intervention Programs. **Journal of Early Hearing Detection and Intervention**, 2019, v. 4, n. 2, p. 1-44.

UNITED NATIONS. DISABILITY INCLUSIVE LANGUAGE GUIDELINES (2019). Disponível em: https://www.ungeneva.org/sites/default/files/2021-01/Disability-Inclusive-Language-Guidelines.pdf

VYGOTSKY, L. S. Thinking and speech. *In:* RIEBER, R.W.; CARTON, A. S (Eds.). **The collected works of LS Vygotsky: Vol. 1. Problems of general psychology.** New York: Plenum Press; 1987, p. 39-285. (Original publicado em 1934).

YOSHINAGA-ITANO, C.; SEDEY, A. L.; COULTER, D.K.; MEHL, A. L. Language of early - and later - identified children with hearing loss. **Pediatrics**. 1998, v. 102, n. 5, p. 1161-71.

RECURSOS SOBRE TERAPIA AUDITIVA–VERBAL DISPONÍVEIS NA COMUNIDADE DA LÍNGUA PORTUGUESA

SINCRONIA NÚCLEO DE ESTUDOS E CONSULTORIA EM TERAPIA AUDITIVA–VERBAL EM LÍNGUA PORTUGUESA

O Sincronia foi fundado e é dirigido pelas Fonoaudiólogas Maria Emília (Mila) de Melo e Cristina Gomes de Ornelas Peralta desde a sua criação em 2020. O objetivo do Sincronia é apoiar pais e profissionais, da comunidade de Língua Portuguesa, que ajudam crianças com surdez ou perda auditiva permanente a aprender a ouvir e falar. Tem como missão:

1. Promover os princípios da Terapia Auditiva–Verbal.
2. Proporcionar e articular o trabalho e o estudo colaborativos entre pais e profissionais.
3. Fomentar o estudo da prática clínica pautada na filosofia da Terapia Auditiva-Verbal e apoiar profissionais no processo de decisão em relação à certificação com a AG Bell Academy for Listening and Spoken Language.
4. Desenvolver e produzir materiais de apoio em Língua Portuguesa.

Para maiores informações e acesso aos projetos desenvolvidos pelo Sincronia, visite as páginas nas mídias sociais: Sincronia Núcleo TAV.

OUVIR, FALAR, SER – TERAPIA AUDITIVA–VERBAL

O projeto Ouvir, Falar, Ser – Terapia Auditiva–Verbal em Português nasceu em 2019, organizado pelos EALF Cert. TAV Maria Emília (Mila) de Melo e Pedro Brás da Silva com o objetivo de divulgar esta abordagem junto da comunidade internacional de profissionais e familiares de crianças com S/PAP da língua portuguesa.

Para mais informações, consulte as páginas Terapia Auditiva Verbal Português nas mídias sociais (Instagram, Facebook e LinkedIn).

SUMÁRIO

1 **TERAPIA AUDITIVA–VERBAL** 1
   Maria Emília de Melo

2 **TERAPIA AUDITIVA–VERBAL EMBASADA EM E INFORMADA POR EVIDÊNCIAS** 31
   Pedro Brás da Silva ▪ Maria Emília de Melo

3 **ESPECIALIZAÇÃO EM AUDIÇÃO E LINGUAGEM FALADA CERTIFICAÇÃO EM TERAPIA AUDITIVA–VERBAL** 45
   Mariana Cardoso Guedes ▪ Pedro Brás da Silva ▪ Maria Emília de Melo

4 **ESTRATÉGIAS DA TERAPIA AUDITIVA–VERBAL** 63
   Mariana Cardoso Guedes ▪ Maria Emília de Melo

5 **PERSPECTIVAS DAS FAMÍLIAS SOBRE A JORNADA TERAPIA AUDITIVA–VERBAL** 89

   ÍNDICE REMISSIVO 101

Terapia Auditiva–Verbal

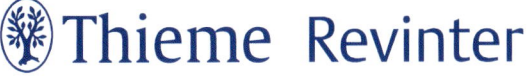

TERAPIA AUDITIVA-VERBAL

Maria Emília de Melo

INTRODUÇÃO

A Organização Mundial da Saúde enfatiza a importância de investir na intervenção precoce ou o mais cedo possível dentro da primeira infância, afirmando que "Se mudarmos o início da história, mudaremos toda a história" (World Health Organization et al., 2018). Esse investimento tem impacto positivo na vida das crianças, suas famílias e sua comunidade e apoia o desenvolvimento de uma sociedade saudável.

A surdez, ou perda auditiva permanente (S/PAP), afeta de 1 a 3 crianças em cada 1.000 e interfere no desenvolvimento da comunicação. Avanços na triagem auditiva neonatal universal e tecnologia auditiva têm possibilitado a muitas famílias escolherem que suas crianças aprendam a ouvir e a falar independentemente do grau de S/PAP (Fitzpatrick et al., 2016). Existem várias maneiras e abordagens terapêuticas que promovem e facilitam que as crianças com S/PAP aprendam a se comunicar.

Não há uma abordagem de intervenção precoce que seja mais adequada para todas as crianças com S/PAP, pois cada indivíduo é diferente em termos de suas características e necessidades individuais, assim como cada família. Na intervenção precoce pediátrica, a variação individual é a norma, não a exceção. O objetivo primário para todas as crianças deve ser a aquisição de uma primeira língua o mais cedo possível, para que tenham a melhor chance de alcançar seu potencial, seja qual for a língua e o modo de comunicação utilizados para alcançá-lo. Cabe aos pais e responsáveis pela criança identificarem o objetivo de comunicação a ser trabalhado e alcançado. Em geral, os pais ouvintes sentem-se confortáveis em usar a comunicação verbal, idealmente enquanto recebem orientação especializada para estimular o desenvolvimento auditivo e de fala de sua criança com S/PAP (Sarant & Geers, 2020).

A terapia auditiva-verbal (TAV) é uma opção de intervenção precoce centrada na família que, comprovadamente, tem eficácia na obtenção de resultados no desenvolvimento da audição e linguagem oral para crianças com S/PAP, com ou sem necessidades adicionais (Brennan-Jones et al., 2014; Liliegren & Persson, 2015; Eriks-Brophy et al., 2016; Hitchins & Hogan, 2018; Lim et al., 2018; Percy-Smith et al., 2018; Ching et al., 2018; Thomas & Zwolan, 2019; Josvassen et al., 2019; Estabrooks et al., 2020; Ritter et al., 2020; Binos et. Al, 2021; Rosenzweig et al., 2022; Ashori, 2022). Publicações recentes sugerem que a TAV pode ser vista como a melhor prática clínica para crianças pequenas com tecnologias auditivas cujos pais desejam que elas aprendam a ouvir e falar (Binos et al., 2021), inclusive com desafios ou necessidades adicionais (Hitchins & Hogan, 2018). Ashori (2022) afirma que a TAV influencia significativamente as funções executivas das crianças com S/PAP, incluindo as subescalas da avaliação *Behavior Rating Inventory of Executive Function® – Preschool Version* (BRIEF-P) de flexibilidade mental, inibição, controle emocional, memória de trabalho e organização/planejamento em crianças usuárias de implante coclear (IC). Fulcher *et al.* (2014) realizaram um estudo com 12 crianças com S/PAP de grau severo/profundo que receberam TAV. O estudo avaliou a produção de fala dessas crianças aos 3 e 4 anos de idade, utilizando instrumentos padronizados de avaliação fonoaudiológica. Os resultados do estudo mostraram que todas as crianças apresentaram escores normais para fala, linguagem receptiva e expressiva, e sua produção de encontros consonantais foi semelhante à de crianças ouvintes com desenvolvimento típico para a sua idade. Além disso, a habilidade das crianças em produzir morfemas foneticamente complexos também foi consistente com as expectativas de desenvolvimento para a idade cronológica. Percy-Smith *et al.* (2023) compartilham os resultados de um estudo na Dinamarca que demonstra que a intervenção precoce com IC e a inclusão na intervenção auditiva–verbal permitem que as crianças atendam à lacuna de linguagem e aprendam o que é necessário para a idade. No ensino fundamental, as crianças mantêm o nível da linguagem equiparados aos seus pares ouvintes. Mais importante ainda, as crianças avaliam a si mesmas e identificam ter níveis de bem-estar social comparáveis aos seus pares ouvintes. Veja o capítulo 2 para mais pesquisas que ofereçam evidências sobre a abordagem auditiva–verbal.

A TAV é fundamentada em pilares que são características definidoras desse método (Brennan-Jones et al., 2014; Rosenzweig, 2017):

- A primazia da família como principal agente de intervenção e modelos de linguagem;
- A primazia da audição como via natural para o desenvolvimento das habilidades de linguagem, fala, cognição e comunicação;
- O foco em uma sequência de desenvolvimento de habilidades e não de reparação; e
- A utilização de um modelo de *coaching* pelos profissionais que atendem essas famílias.

Um pilar adicional é o trabalho colaborativo entre todos os membros da equipe da criança, que será explorado mais adiante nesse capítulo. A Figura 1-1 ilustra os cinco pilares que fundamentam a TAV.

Profissionais certificados em TAV prestam serviços sob um conjunto orientador de 10 princípios, apresentados neste capítulo, que dão o suporte às reflexões e práticas clínicas.

A convicção de que crianças com S/PAP podem fazer uso de sua audição, em conjunto com as tecnologias auditivas (p. ex., aparelhos ou implantes auditivos), para desenvolver habilidades de audição, fala e linguagem não é uma novidade. No final do século XIX, profissionais na Europa e na América do Norte desenvolveram a ideia de que pessoas com S/PAP poderiam aprender a ouvir e a falar. No século XX, profissionais como Daniel Ling (Canadá), Helen Beebe (EUA) e Doreen Pollack (EUA) aproveitaram o advento das tecnologias auditivas para levar a prática auditiva–verbal a novos patamares, culminando com a formalização do processo de certificação da TAV pelo Comitê Internacional de Comunicação Auditiva–Verbal em 1978 (Estabrooks et. al, 2020).

Considerando que aproximadamente 90-96% das crianças com S/PAP nascem de pais ouvintes que usam a linguagem oral para se comunicar (Mitchell & Karchmer, 2004; Moores, 2001), os pais, muitas vezes, optam por buscar uma

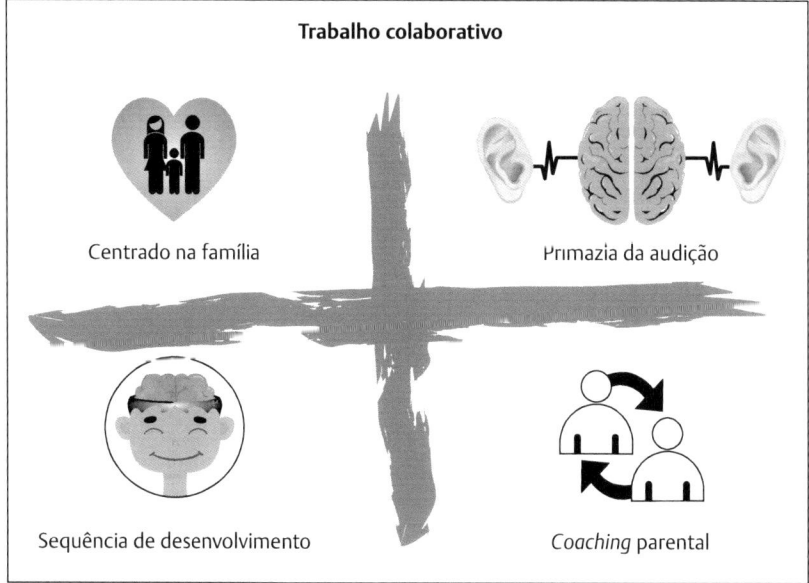

Fig. 1-1. Cinco pilares que fundamentam a terapia auditiva–verbal.

abordagem focada na audição e linguagem falada (ALF) para o desenvolvimento da comunicação de seus filhos. Rosenzweig (2017) afirma que nos EUA, como mais de 85% dos pais de crianças com S/PAP optam por uma abordagem terapêutica que facilite o desenvolvimento da audição e linguagem oral das crianças, o interesse na abordagem auditiva-verbal está crescendo.

O objetivo deste capítulo é oferecer uma visão geral dos princípios da TAV e os estudos que a baseiam para orientar os clínicos, pais e cuidadores que talvez não conheçam a abordagem, e para servir como um recurso para os Fonoaudiólogos[1] que seguem abordagens dentro da audição e linguagem falada, incluindo os que são certificados[2] em TAV pela AG Bell Academy for Listening and Spoken Language[3] e, assim, apoiar seu trabalho e ajudá-los a advogar pelas famílias que eles servem.

AUDIÇÃO E LINGUAGEM FALADA E TERAPIA AUDITIVA-VERBAL

A TAV é, às vezes, amplamente referida como uma abordagem dentro das intervenções baseadas na "Audição e Linguagem Falada" ou ALF (Fig. 1-2).

A TAV apoia o desenvolvimento ideal da linguagem oral através da audição de bebês e crianças pequenas com S/PAP. A TAV promove o diagnóstico precoce, sessões de terapia individualizadas, gerenciamento auditivo e adaptação de tecnologia audiológica de última geração. Os pais e cuidadores são os principais clientes e participam ativamente de sessões de terapia. Por meio

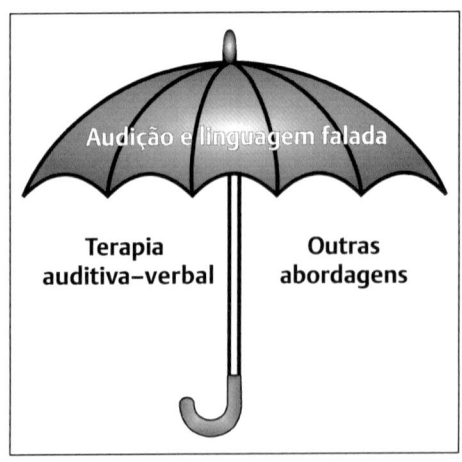

Fig. 1-2. Guarda-chuva Audição & Linguagem Falada.

---

[1] Incluindo Terapeutas da Fala e Audiologistas, como em outros países da língua portuguesa (p. ex., Portugal e Angola).
[2] Leia sobre a certificação em Terapia Auditiva-Verbal no Capítulo 3.
[3] Academia AG Bell para a Escuta e a Linguagem Falada.

de orientação, treinamento e demonstração, os pais se tornam, efetivamente, os principais facilitadores do desenvolvimento das habilidades auditivas e de linguagem da criança. O objetivo, em longo prazo, para as crianças que desenvolvem suas habilidades auditivas e verbais pela TAV, é que, quando crescerem, terão acesso a uma gama completa de escolhas acadêmicas, sociais e ocupacionais. A TAV deve ser realizada em adesão a todos os "Princípios da ALF Terapia Auditiva-Verbal". (AG Bell Academy Certification Handbook, 2022.)

PRINCÍPIOS DA TERAPIA AUDITIVA-VERBAL

A AG Bell Academy for Listening & Spoken Language apresenta os 10 princípios que os fonoaudiólogos certificados em TAV obrigatoriamente devem seguir (AG Bell Academy for Listening and Spoken Language, 2024). Estes princípios foram traduzidos e validados por profissionais e acadêmicos internacionais fluentes na língua portuguesa e são apresentados no Quadro 1-1.

Quadro 1-1. Princípios dos Especialistas em Audição e Linguagem Falada, Terapeutas Auditivos-Verbais Certificados*

1. Promover o diagnóstico oportuno e o mais cedo possível da perda auditiva em recém-nascidos, bebês e crianças, imediatamente seguido de intervenção audiológica e de terapia auditiva-verbal.
2. Recomendar uma avaliação imediata e a utilização da mais adequada e avançada tecnologia auditiva, para assim obter o máximo benefício da estimulação auditiva.
3. Orientar e instruir os pais** a ajudarem a criança a usar a audição como meio sensorial primordial no desenvolvimento da audição e da linguagem falada.
4. Orientar e instruir os pais a tornarem-se os principais facilitadores do desenvolvimento auditivo e da linguagem falada da criança, através da participação ativa e consistente em terapia auditiva-verbal individualizada.
5. Orientar e instruir os pais a criarem ambientes que favoreçam o uso da audição para a aquisição da linguagem falada durante as atividades diárias da criança.
6. Orientar e instruir os pais a ajudarem a criança a integrar a audição e a linguagem falada em todos os aspectos da sua vida.
7. Orientar e instruir os pais a utilizarem modelos naturais de desenvolvimento da audição, fala, linguagem, cognição e comunicação.
8. Orientar e instruir os pais a ajudarem a criança a monitorar a própria linguagem falada através da audição.
9. Aplicar, de forma continuada, avaliações diagnósticas formais e informais a fim de desenvolver planos de intervenção auditiva-verbal individualizados, monitorar progresso e avaliar a eficácia dos planos referentes à criança e sua família.
10. Promover a educação em escolas de ensino regular com pares ouvintes e com os serviços de apoio adequados desde a primeira infância.

*Uma Prática Auditiva-Verbal requer todos os 10 princípios.
**O termo "pais" também inclui avós, parentes, guardiões legais/tutores e quaisquer cuidadores que interajam com a criança.
Traduzido de AG Bell Academy for Listening and Spoken Language, 2024.

Intervenção Precoce Centrada na Família

A maioria (60%) dos princípios da terapia auditiva-verbal começa com a frase "Orientar e instruir os pais" (original em inglês: *guide and coach parents*) porque a abordagem é essencial e fundamentalmente centrada na família. Assim sendo, ela está baseada nos princípios da aprendizagem de adultos e refere-se a práticas que se baseiam nos pontos fortes e na capacidade de afirmação das famílias para melhorar e promover o desenvolvimento e a aprendizagem de seus filhos (Moeller et al., 2013, 2024a, 2024b). Trata-se de uma mudança de paradigma em relação ao modelo tradicional de uma metodologia de (re)habilitação auditiva, onde o serviço é centrado na criança e os pais e cuidadores estão na sala de espera ou, quando dentro da terapia, devem observar o terapeuta em um aprendizado unilateral ("terapeuta ensina/pais aprendem"). Na intervenção pediátrica precoce centrada na família, o terapeuta auditivo-verbal (AV) segue um modelo em que o foco principal da intervenção está em orientar e guiar os pais e cuidadores da criança para que eles possam desenvolver e expandir as próprias habilidades e o conhecimento e, assim, tornarem-se eficientes facilitadores do progresso em todas as áreas de desenvolvimento da criança, principalmente as auditivas e verbais, em situações da rotina diária da família (Melo et al., 2022). Há uma mudança de pensamento do modelo tradicional de intervenção onde o profissional é o especialista, cujo papel é planejar atividades e ensinar estratégias para os pais/cuidadores, para a proposta da TAV, que reconhece o valor de incluir pais/cuidadores como membros da equipe colaborativa e capazes de tomar decisões, planejar e assumir a liderança nas sessões (Noll et al. 2021).

Um estudo dinamarquês sobre as percepções parentais da TAV constatou que quase todos os pais e cuidadores mostraram maior confiança em sua capacidade de apoiar o desenvolvimento da audição, linguagem e fala de suas crianças como resultado da participação em um programa de TAV (Josvassen et al., 2019). Estas percepções parentais estão de acordo com os achados de Wolfe et al. (2021) e o mesmo nível de autoeficácia parental é reportado pela organização Auditory-Verbal UK (AVUK), com 97% dos pais relatando que se sentiam confiantes em usar técnicas auditivas-verbais em sua vida diária (Auditory Verbal UK, 2023).

Pais de crianças com S/PAP que optaram por seguir a abordagem auditiva-verbal são os principais beneficiários da intervenção. Esses pais e cuidadores servem como modelos de linguagem para suas crianças e aprendem a focar em modelos de desenvolvimento típicos das habilidades de comunicação, recebendo suporte de fonoaudiólogos certificados em TAV com *expertise* e especialização na área e experientes para maximizar a competência comunicativa da criança.

Rosenzweig & Voss (2022) discutem alguns pontos fundamentais no trabalho de intervenção precoce centrado na família. Um deles é que o efeito do suporte dos terapeutas será muito maior se eles capitalizarem os padrões linguísticos e as interações já existentes na família. Iniciar a jornada auditiva–verbal a partir de onde a família está em termos de conhecimentos, experiências, habilidades e capacidades. Isso facilitará maior efetividade na orientação para pais e cuidadores, maior retenção de novas informações, e tornará a intervenção relevante à cultura e ao contexto da criança. O segundo ponto fundamental é numa situação onde o que a família diz/faz não coincida com o que o terapeuta diz/faz, o profissional não deve identificar que seja algo que necessariamente precisa ser "consertado" ou alterado. Os terapeutas devem estar cientes da distinção entre "diferença" e "desordem" e reconhecer sua responsabilidade de identificar quais estratégias podem melhorar ainda mais as interações comunicativas entre os pais/cuidadores e a criança. O terceiro ponto, e extremamente importante, é que na TAV o terapeuta não "empodera" os pais e cuidadores porque isso implica um diferencial de poder entre os profissionais e aqueles que servem, sugere que o profissional tem um papel mais elevado e é capaz de "dar o poder" para os pais e cuidadores. O papel do terapeuta AV é reconhecer o poder (pontos fortes e autodeterminação) já pertencente aos pais e cuidadores e trabalhar como parceiro no desenvolvimento da audição, linguagem, fala e todas as demais áreas de desenvolvimento da criança com S/PAP. As autoras também explicam a estratégia *Identificar-Validar-Capitalizar-Moldar* (I-V-C-M) para os terapeutas AV ilustrada e explicada na Figura 1-3.

Identificar as fortalezas da família	**Validar** a eficácia da família em ajudar a criança a crescer e se desenvolver
Capitalizar nas fortalezas da família para expandir a intervenção, ir além do que já sabem	**Moldar** o comportamento para aumentar o progresso e alinhá-lo com estratégias que facilitem o desenvolvimento da comunicação

Fig. 1-3. Estratégia I-V-C-M para terapeutas auditivos–verbais. (Adaptada de Rosenzweig & Voss, 2022.)

Princípios dos Especialistas em Audição e Linguagem Falada – Terapeutas Auditivos–Verbais Certificados

1 – Promover o Diagnóstico Oportuno e o Mais Cedo Possível da Perda Auditiva em Recém-Nascidos, Bebês e Crianças, Imediatamente Seguido de Intervenção Audiológica e de Terapia Auditiva–Verbal

Os benefícios da identificação e intervenção precoce são múltiplos, afinal, o cérebro em desenvolvimento das crianças com S/PAP precisa ser alimentado com sons de qualidade e de forma consistente o mais cedo possível. Até 2018, o *Joint Committee on Infant Hearing* (JCIH)[4] recomendava a triagem auditiva neonatal em todos os bebês antes de 1 mês de idade; avaliações audiológicas e médicas completas, se necessárias, até os 3 meses de idade; e prestação de serviços de intervenção precoce (incluindo tecnologia auditiva, conforme aplicável) até os 6 meses de idade (JCIH, 2000). Em 2019, o JCIH publicou uma nova declaração de posicionamento (JCIH, 2019) onde afirma que os programas de identificação e intervenção precoce que atingem o referencial 1-3-6 (triagem concluída em 1 mês, diagnóstico audiológico em 3 meses, inscrição na intervenção precoce em 6 meses) devam esforçar-se para cumprir um cronograma de 1-2-3 meses: triagem concluída em 1 mês, diagnóstico audiológico em 2 meses, inscrição na intervenção precoce em 3 meses.

A identificação precoce e a intervenção adequada o mais cedo possível têm efeitos significativos, determinantes e comprovados no desenvolvimento da comunicação das crianças com S/PAP ao longo da vida. Harris *et al.* (2022) examinaram a relação entre a identificação precoce da S/PAP e os resultados de linguagem em crianças com S/PAP bi ou unilateral e com ou sem deficiências adicionais. A S/PAP identificada até os 3 meses de idade associou-se positivamente a melhores resultados de linguagem para crianças com S/PAP aos 32 meses de idade.

Yoshinaga-Itano *et al.* (2017) oferecem evidências que sustentam a importância da promoção do diagnóstico e intervenção precoce em um estudo com 448 crianças com S/PAP bilateral. Nesse estudo, as crianças que cumpriram a diretriz JCIH 1-3-6 apresentaram vocabulário significativamente melhores e menores lacunas de desenvolvimento quando comparadas a seus pares ouvintes. No estudo retrospectivo de Cushing *et al.* (2022), os dados mostram deterioração precoce e rápida da audição em crianças com S/PAP relacionada com o citomegalovírus congênito (CMVc), com potencial para bons resultados de IC se a S/PAP for identificada e tratada sem atrasos. Os achados apoiam a triagem neonatal universal para CMVc seguida de monitoramento audiológico cuidadoso (Gantt et al., 2017; Cushing et al., 2022; Gantt, 2023). Considerando

---

[4] Comitê Conjunto de Audição Infantil.

que aproximadamente 60% das alterações auditivas pré-linguais são genéticas, Ketterer *et al.* (2023) demonstram que a análise genética pós-natal do cordão umbilical é uma importante possibilidade de detecção precoce. Quando um distúrbio auditivo genético é identificado, é aconselhável analisar também os irmãos do recém-nascido para o defeito genético correspondente o mais rápido possível a fim de planejar a intervenção precoce. O objetivo é garantir que todas as crianças comecem a vida com seu *status* auditivo conhecido e quando identificada e diagnosticada a S/PAP, a criança e sua família recebam intervenção adequada o mais cedo possível (Newborn Screening Ontario: Annual Report, 2022).

2 – Recomendar uma Avaliação Imediata e a Utilização da Mais Adequada e Avançada Tecnologia Auditiva, para Obter o Máximo Benefício da Estimulação Auditiva

Imediatamente após a identificação precoce da S/PAP é necessária uma avaliação audiológica completa e uso consistente da tecnologia auditiva que melhor endereça as necessidades auditivas da criança. Garantir o acesso auditivo ideal a todos os sons de fala é essencial às crianças cujas famílias optaram por seguir a abordagem auditiva–verbal. Além da avaliação audiológica completa, o fonoaudiólogo da audiologia clínica pediátrica precisa fazer a adaptação adequada da tecnologia auditiva e gerenciamento audiológico intensivo para garantir a estimulação auditiva necessária e fazer o melhor uso da plasticidade neural da criança em desenvolvimento (Fitzpatrick et al, 2019; Cole & Flexer, 2020).

Os protocolos audiológicos pediátricos (Alexander Graham Bell Association's Recommended Protocol for Audiological Assessment, Hearing Aid and Cochlear Implant Evaluation, and Follow-up, 2014; BC Early Hearing Program – Amplification Protocol, 2023; National Centre for Audiology – Protocol for the Provision of Amplification, 2023) são um guia para serviços de audiologia, pois oferecem diretrizes de boas práticas e suporte baseadas em evidências, para orientar os programas de detecção precoce e manejo da perda auditiva em bebês e crianças. Esses protocolos recomendam uma bateria de testes como o meio ideal para avaliar a audição da criança com e sem tecnologia. Nenhum teste isolado deve ser usado para definir e descrever a natureza e a extensão de uma perda auditiva. Os pais devem estar presentes e participar de todas as avaliações. Sempre que possível, o terapeuta AV também deve estar presente nas avaliações audiológicas ou comunicar seus achados diagnósticos, suas dúvidas ou preocupações em relação à audição ou tecnologia da criança. Veja mais sobre o trabalho colaborativo adiante, neste capítulo.

A tecnologia auditiva, bem adaptada e o mais cedo possível, permite que as crianças desenvolvam vias neurais para desenvolvimento de habilidades auditivas, de fala e linguagem, além de outros múltiplos benefícios. As crianças com S/PAP conseguem falar com a clareza equivalente com a qual elas podem ouvir os sons de fala. Se o objetivo dos pais é facilitar que as crianças com S/PAP desenvolvam habilidades de fala, linguagem e cognição por meio da audição, devemos dar-lhes o acesso (via tecnologia auditiva) para fazê-lo (Rosenzweig, 2017).

A perfeita adaptação e o uso constante das tecnologias auditivas (p. ex., aparelhos de amplificação ou implantes) facilitam o acesso ideal a todos os sons de fala e o progresso auditivo-verbal das crianças. As tecnologias auditivas devem ser usadas desde o momento que as crianças acordam até a hora que vão dormir, sendo retiradas apenas quando é possível que a tecnologia auditiva se molhe, como, por exemplo, na hora do banho (Salamatmanesh et al., 2022). O uso em tempo integral da tecnologia auditiva pode ser um desafio para bebês e crianças pequenas, mas não é insuperável. Pesquisas têm mostrado resultados significativamente melhores do desenvolvimento auditivo-verbal das crianças que usam sua tecnologia auditiva durante todas as horas que estão acordados, especialmente durante seus primeiros 3 anos de vida. Os profissionais devem avaliar e apoiar continuamente as necessidades das famílias para o uso da tecnologia auditiva em tempo integral (Smith et al., 2021). Olhos abertos, aparelhos ligados e em perfeito funcionamento nas orelhas!

Para as crianças que não conseguem ter acesso auditivo ideal a todos os sons de fala com os aparelhos de amplificação sonora individual (AASI), como crianças com limiares auditivos maiores que 90 dBNA ou limiares maiores de 40 dBNA com os AASIs (Minami et al., 2021), ICs são uma opção a ser considerada. As crianças que receberam ICs antes dos 9 meses de idade mostram efeitos significativamente positivos na percepção, discriminação e produção de fala e desenvolvimento de linguagem quando comparados com crianças que receberam ICs um pouco mais tarde (Dettman et al., 2016, Purcell et al., 2021; Cottrell et al. 2024). O estudo retrospectivo de Carlson *et al.* (2015) contribui para a reflexão sobre a utilização da mais adequada tecnologia auditiva de ponta, pois discute sobre as crianças que não são comumente candidatas ao IC, mas que não estão progredindo com os AASIs e intervenção apropriadas. Essas crianças podem beneficiar-se significativamente do IC, demonstrando melhora na percepção da fala, desenvolvimento das habilidades auditivas e/ou progresso nas medidas padronizadas de linguagem receptiva e expressiva.

3 – Orientar e Instruir os Pais a Ajudarem a Criança a Usar a Audição como Meio Sensorial Primordial no Desenvolvimento da Audição e da Linguagem Falada

O ouvido é o único órgão dos sentidos que pode fornecer ao cérebro informações claras sobre as características prosódicas da fala como intensidade, entonação, ritmo/duração, ou sobre outras características específicas dos sons da fala. A percepção da fala baseia-se, principalmente, na percepção e discriminação de eventos relacionados com o tempo no sinal de fala. Somente os ouvidos podem responder à velocidade dos eventos temporais que ocorrem na fala e discriminar diferenças sofisticadas entre eles. No entanto, é importante ressaltar que é o cérebro auditivo que interpreta e atribui significado aos diferentes elementos vibratórios que passam pelo mecanismo auditivo periférico, através da exposição e da prática (Cole & Flexer, 2020).

Diferente de outras abordagens de intervenção para crianças com S/PAP, a TAV enfatiza o uso da audição como a principal via para o desenvolvimento da fala e da linguagem. Poucos fonemas em português são discrimináveis através da visão sozinho, pois não são facilmente identificáveis apenas pela observação dos movimentos dos lábios, tornando a leitura labial uma modalidade difícil para a compreensão da linguagem oral mesmo para adultos fluentes na língua. O desafio da aprendizagem de uma língua por leitura labial é ainda mais desafiador para as crianças pequenas, pois elas não têm o benefício de redundância interna e uma representação mental da linguagem para fazer o fechamento das informações perdidas (Rosenzweig, 2017).

A TAV faz uso do acesso a todos os sons de fala que as crianças com S/PAP têm com a tecnologia auditiva para desenvolver habilidades auditivas, de fala e o letramento/alfabetização sem a necessidade de leitura labial, pistas visuais ou língua de sinais.

4 – Orientar e Instruir os Pais a Tornarem-se os Principais Facilitadores do Desenvolvimento Auditivo e da Linguagem Falada da Criança através da Participação Ativa e Consistente em Terapia Auditiva–Verbal Individualizada

Um pré-requisito fundamental para o desenvolvimento da fala e linguagem das crianças é o acesso a modelos fluentes de linguagem. Rufsvold *et al.* (2018) investigaram os efeitos do modelo de linguagem de adultos sobre a quantidade de linguagem, o desenvolvimento do vocabulário e a compreensão de conceitos básicos de crianças com S/PAP que receberam TAV. Os resultados destacam a importância dos pais tornarem-se os principais facilitadores do desenvolvimento auditivo e da linguagem da criança. A TAV encoraja que os pais e outros cuidadores se comuniquem com suas crianças na língua ou línguas usadas no lar e em lugares significativos para a criança e a família. A TAV é uma intervenção centrada na família e, assim sendo, fundamenta-se nos princípios da aprendizagem de adultos, já que os principais clientes na TAV são os pais e cuidadores. A TAV baseia-se em práticas que reconhecem as fortalezas e os talentos das famílias e encorajam o desenvolvimento da capacidade de os cuidadores potencializarem e promoverem o desenvolvimento e a aprendizagem da criança (Moeller et al., 2013). Esta é uma mudança do modelo tradicional onde um profissional fornece serviços diretos à criança para um modelo em que o foco principal da intervenção precoce eficaz está nos profissionais que orientam, *coach* e instruem os pais. Na TAV, os pais participam ativamente de todas as sessões de terapia, e o papel primordial do terapeuta é o de guia e *coach* parental, auxiliando-os na incorporação de técnicas e estratégias que facilitem o desenvolvimento das habilidades auditivas, de linguagem, fala, cognitivas e de comunicação no contexto do cotidiano familiar. No início da jornada AV, os pais podem, inicialmente, ser aprendizes mais dependentes do terapeuta, mas uma vez que eles tenham assumido seu papel no desenvolvimento de sua criança e entendem o *porquê, como* e *onde* de cada passo da intervenção AV, o terapeuta é capaz de ser realmente um facilitador e *coach* eficaz. Diferente de outras intervenções para crianças com S/PAP, na TAV, o objetivo é que o foco principal da criança seja nos pais, não no terapeuta.

Moeller (2000), ao investigar o desenvolvimento de linguagem de crianças com S/PAP que receberam intervenção precoce, verificou que o envolvimento familiar é um dos fatores que mais contribuíram significativamente para os excelentes resultados das crianças. Embora mudanças políticas e sistêmicas sejam necessárias para que possamos ver a diminuição da idade das crianças no ingresso na intervenção precoce, a facilitação do envolvimento dos pais e do engajamento na terapia está sob influência direta do terapeuta (Rosenzweig, 2017). Os resultados dos estudos de Quittner *et al.* (2013) sugerem que o envolvimento parental é uma variável crítica para que a intervenção alcance os melhores resultados e que, enquanto a maioria dos programas de (re)habilitação pós-implante coclear se concentra na intervenção de fala e linguagem, os clínicos, provavelmente, veriam melhores resultados incorporando o treinamento de pais em seus programas usando um modelo de *coach* e orientação aos pais.

5 – Orientar e Instruir os Pais a Criarem Ambientes que Favoreçam o Uso da Audição para a Aquisição da Linguagem Falada durante as Atividades Diárias da Criança

Uma atenção cuidadosa ao ambiente auditivo de crianças com S/PAP, particularmente para novos ouvintes, é necessária e fundamental, mesmo com a grande evolução das tecnologias auditivas que tornam possível que a criança tenha o acesso ideal a todos os sons de fala. Os dispositivos auditivos não conseguem normalizar totalmente as experiências auditivas de crianças com S/PAP. Além disso, dentro da avaliação audiológica, o teste convencional de percepção de fala pode não captar totalmente a realidade do desempenho auditivo da criança em situações do cotidiano (Hillock-Dunn, Taylor, Buss, & Leibold, 2015).

É importante que o terapeuta AV e os pais investiguem sobre os ambientes onde a criança convive e interage com outros, não apenas em casa, mas em outros lugares com diversos parceiros de comunicação. Essa investigação fornece *insights* importantes para os terapeutas quando aconselhando às famílias sobre a promoção de ambientes acústicos ideais para o desenvolvimento da comunicação e uso de tecnologias auditivas assistivas, como o microfone remoto.

Em vários ambientes de aprendizagem, como seus lares, creches ou escolas, as crianças muitas vezes enfrentam situações desafiadoras de escuta e que estão em constante mudança devido à distância do falante e ao ruído de fundo. Quanto mais distante a criança estiver do falante, maior será o nível de ruído de fundo, resultando em uma pior relação fala/ruído. Nesses ambientes com condições acústicas adversas, outra importante consideração é que as crianças com S/PAP relatam altos níveis de fadiga auditiva (Hornsby, Werfel, Camarata, & Bess, 2014). A fadiga auditiva ocorre quando há uma sobrecarga do sistema auditivo devido ao esforço contínuo para processar e compreender os estímulos sonoros ao longo do tempo. Outra questão a considerar em relação a criar ambientes acusticamente favorecedores para o desenvolvimento da audição e linguagem é a importância que o aprendizado incidental tem no desenvolvimento global da criança. A aprendizagem auditiva incidental ocorre quando uma criança aprende com uma fala que não é dirigida a ela. Nos primeiros anos de vida, as crianças aprendem novas palavras e conceitos também através da aprendizagem incidental, o que mostra que as crianças desempenham papel ativo no desenvolvimento da linguagem. No entanto, crianças com S/PAP, mesmo que seja leve, podem ter capacidade reduzida de ouvir a fala inteligível a distância. O desafio de ouvir a distância pode causar dificuldades significativas na vida e na sala de aula, uma vez que a audição à distância é necessária à aquisição, desenvolvimento e uso da linguagem oral e de competências pragmáticas (Cole & Flexer, 2020).

6 – Orientar e Instruir os Pais a Ajudarem a Criança a Integrar a Audição e a Linguagem Falada em Todos os Aspectos da Sua Vida

A TAV promove a criação de um ambiente de aprendizado que seja natural e significativo para a criança. Isso envolve a incorporação de atividades e interações cotidianas, tornando a terapia relevante para a vida diária da criança. A TAV deve ser ecologicamente válida e socialmente significativa para crianças e famílias. O desenvolvimento de habilidades fragmentadas (p. ex., articulação, vocabulário ou sintaxe, isoladamente) não é suficiente para garantir a competência comunicativa e a integração social. Em vez de focar apenas nas habilidades de audição, linguagem e fala como domínios separados, a abordagem auditiva–verbal facilita a comunicação e o desenvolvimento socioemocional da criança por inteiro. Na TAV, o terapeuta auxilia os pais a aterem-se também ao ajuste global e ao bem-estar da criança e a avaliar suas atividades diárias para incorporar estratégias auditivas–verbais em contextos ordinários da rotina.

Cada interação entre pais e filhos, desde trocar fraldas, vestir-se, lavar as mãos, fazer compras, preparar refeições e participar em inúmeros outros eventos é parte integrante da vida diária e pode incluir a audição e a linguagem. Estas são conhecidas como atividades da vida diária (AVD), que são atividades com as quais os pais se sentem competentes e confortáveis, aumentando sua confiança. Os terapeutas auditivo–verbais (AV) têm em mente que muitas famílias podem não ter recursos ou desejar comprar brinquedos e jogos caros. Além disso, estes não são essenciais para aprender a ouvir e desenvolver a linguagem e a fala, pois uma simples caminhada ao redor do quarteirão pode proporcionar uma fonte rica e interessante de conversa. Os terapeutas AV incorporam os feriados, celebrações, música, roupas e tradições das famílias em suas sessões, conforme a necessidade. Eles ajudam e orientam os pais na seleção cuidadosa dos materiais para brincar nas sessões, de uma forma que reflita a cultura, os objetivos e a situação de vida da família. Caso contrário, isso pode transmitir, involuntariamente, a mensagem de que apenas profissionais podem ensinar uma criança com S/PAP ou que materiais específicos precisam ser usados. Os terapeutas AV orientam os pais na seleção de materiais para as atividades, para que possam fazer o mesmo em suas casas. As atividades da vida diária incorporam, naturalmente, uma linguagem cotidiana significativa, juntamente com repetições necessárias para facilitar o desenvolvimento de jovens comunicadores competentes (Martindale, 2023). A abordagem encoraja pais e cuidadores a viverem o cotidiano no estilo "TAV", onde ouvir passa a ser parte integral da personalidade da criança com S/PAP.

7 – Orientar e Instruir os Pais a Utilizarem Modelos Naturais de Desenvolvimento da Audição, Fala, Linguagem, Cognição e Comunicação

A abordagem auditiva–verbal é baseada na hierarquia natural do desenvolvimento da criança. A TAV não é fundamentalmente reparadora ou corretiva. Ela visa todas as áreas do desenvolvimento da criança, em vez de focar no "treinamento auditivo" ou no "ensino da fala", isoladamente. Cada e todas as sessões de terapia incluem objetivos para facilitar o desenvolvimento da audição, fala, linguagem receptiva, linguagem expressiva, cognição (incluindo habilidades de pré-alfabetização) e comunicação (p. ex., pragmática, bem-estar socioemocional). Assim sendo, as estratégias TAV usadas e recomendadas aos pais e cuidadores facilitam a integração de todos os aspectos do desenvolvimento da comunicação da criança. As habilidades são direcionadas na ordem em que normalmente se desenvolvem, permitindo que crianças com S/PAP se beneficiem do estabelecimento de habilidades precursoras e facilitando a aquisição natural de habilidades mais complexas sem a necessidade de ensino explícito (Rosenzweig, 2017).

O terapeuta AV é um exímio conhecedor das hierarquias de desenvolvimento infantil. Ele compartilha informações e facilita a capacitação das famílias sobre os estágios esperados do desenvolvimento infantil, tanto no que diz respeito à comunicação quanto aos marcos globais do desenvolvimento. Durante as sessões de TAV, o terapeuta e os pais trabalham juntos para avaliar as habilidades atuais da criança e identificar áreas onde a criança precisa de suporte. Este processo ajuda-os a definir objetivos adequados em curto e longo prazo em todas as áreas do desenvolvimento. Com prática e envolvimento consistentes e ativos nas sessões, os pais tornam-se confiantes na implementação de estratégias para ajudar seus filhos a atingirem objetivos específicos com base em padrões naturais de desenvolvimento. À medida que a criança se desenvolve, novos objetivos de audição, linguagem, fala, cognição e comunicação são definidos. O terapeuta AV orienta os pais sobre maneiras de preencher a lacuna entre a idade auditiva e a idade cronológica da criança o mais rápido possível, fornecendo informações auditivas linguisticamente ricas que desenvolvem e consolidam conexões neurais (Estabrooks et al., 2020). Cole & Flexer (2020) definem como o "Dia Zero" da idade auditiva de uma criança como o dia em que ela começa a usar a tecnologia auditiva que oferece acesso ideal a todos os sons de fala durante todas as horas em que está acordada.

8 – Orientar e Instruir os Pais a Ajudarem a Criança a Monitorar a Própria Linguagem Falada através da Audição

A abordagem auditiva-verbal enfatiza que as crianças façam o automonitoramento auditivo e a autocorreção da produção da fala e estruturas da linguagem expressiva com o suporte do desenvolvimento da memória auditiva e através do estabelecimento de um ciclo de *feedback* auditivo (Rotfleisch, 2023).

As pessoas ouvintes estão constantemente monitorando sua produção de fala, pois esta habilidade é natural a elas, cujo cérebro se organizou desde o nascimento em torno do acesso ideal e claro ao sinal auditivo do ambiente. As crianças com S/PAP necessitam de facilitação do desenvolvimento desta habilidade, a fim de fazer pleno uso deste sistema natural de automonitoramento. Para crianças muito pequenas ou aquelas que começaram a aprender a ouvir, o terapeuta AV guia os pais e cuidadores a se tornarem o "circuito externo de *feedback* auditivo" (*auditory feedback loop*) da criança, repetindo as produções dela e facilitando a autoavaliação e correção, conforme necessário (Rosenzweig, 2017). À medida que as crianças crescem e desenvolvem o automonitoramento, elas são capazes de assumir maior responsabilidade por sua própria fala e linguagem, resultando em comunicadores competentes que são capazes de acessar e adquirir novos sons da fala, vocabulário ou estruturas linguísticas por meio do aprendizado incidental auditivo (Liang et al., 2014; Scheerer & Jones, 2018).

Um circuito de *feedback* auditivo eficiente ajuda a criança a se preparar para uma comunicação verbal independente com necessidade mínima de esclarecimento ou interpretação. A capacidade de monitorar a própria produção da fala e a linguagem oral é uma habilidade valiosa para toda a vida que permite uma comunicação clara com outras pessoas, gerencia e repara falhas de comunicação, facilita o aprendizado de outras línguas e a integração na comunidade em que vive (Estabrooks et al., 2020).

9 – Aplicar, de Forma Continuada, Avaliações Diagnósticas Formais e Informais a Fim de Desenvolver Planos de Intervenção Auditivos–Verbais Individualizados, Monitorar Progresso e Avaliar a Eficácia dos Planos Referentes à Criança e Sua Família

Diversas publicações discutem e destacam a importância de profissionais que sejam altamente treinados e eficazes na intervenção precoce de crianças com S/PAP, inclusive no acompanhamento do progresso delas por meio de avaliações do desenvolvimento e do monitoramento do progresso para melhorar continuamente os serviços prestados a elas e suas famílias (Noll et al., 2021; Melo et al., 2022; Szarkowski et al., 2024).

Avaliar, de forma regular e contínua, o desempenho e o progresso da criança com S/PAP em diferentes áreas do desenvolvimento é essencial para garantir a eficácia de qualquer intervenção, inclusive na TAV. Desde o ingresso da criança na abordagem AV, com a avaliação inicial, até a alta, com a avaliação final, passando por avaliações trimestrais ou semestrais durante o percurso terapêutico, o terapeuta AV e os pais acompanham o desenvolvimento da criança para identificar em cada área:

- O estágio de desenvolvimento em que ela se encontra.
- O desempenho comparado com os pares ouvintes.
- O desempenho comparado com a própria criança nas avaliações anteriores.
- O ritmo de desenvolvimento.
- As causas que impactam o progresso.
- Os objetivos de terapia de curto e longo prazos.

Mesmo os bebês com S/PAP congênita que tiveram acesso à identificação e diagnóstico precoces iniciam a TAV com inerente atraso devido ao fato de que eles não experimentaram, ou tiveram uma experiência parcial, o desenvolvimento pré-natal típico do sistema auditivo como em bebês ouvintes. Estudos mostram que os bebês ouvintes recém-nascidos já apresentam uma preferência por vozes maternas (Partanen et al., 2013; Moon et al., 2015; Mariani et al. 2023).

O objetivo da TAV é permitir que as crianças alcancem habilidades apropriadas para a idade cronológica em todos os domínios de comunicação o mais rápido possível para facilitar o desenvolvimento de suas potencialidades e a integração com os pares ouvintes. Assim sendo, os instrumentos de avaliação usados pelo terapeuta AV são baseados em normas para crianças ouvintes. Para que a criança com S/PA feche a lacuna entre a idade cronológica e a idade auditiva e performe como seus pares ouvintes, o terapeuta AV e a família buscarão um progresso superior a 1 mês no tempo de 1 mês (Rosenzweig, 2017; Estabrooks et al., 2020; Cole & Flexer, 2020).

A TAV é uma prática diagnóstica, ou seja, os terapeutas avaliam, de forma contínua e informal, as habilidades da criança em tempo real durante cada sessão de terapia, ajustando os objetivos de curto prazo e técnicas para garantir que a intervenção esteja sempre dentro da zona de desenvolvimento proximal (ZDP)[5] da criança, sem subestimar ou superestimar as habilidades da mesma. O processo terapêutico é uma interação dinâmica entre todos os participantes e é projetado para atender às necessidades em constante mudança da criança em todos os domínios (Rosenzweig, 2017; Estabrooks et al., 2020).

10 – Promover a Educação em Escolas de Ensino Regular com Pares Ouvintes e com os Serviços de Apoio Adequados desde a Primeira Infância

O objetivo da TAV é facilitar que as crianças com S/PAP participem de ambientes educacionais que lhes proporcionem acesso a modelos de linguagem de pares ouvintes. A TAV promove a integração da criança com S/PAP em todos os aspectos de suas comunidades, pois, em geral, a integração está consistentemente associada a melhores resultados acadêmicos e sociais para crianças com S/PAP (Marschark et al., 2015; Wolfe et al., 2021).

A escolha escolar para crianças com S/PAP atendidas na TAV é reflexo das preferências e necessidades individuais das famílias, por exemplo, escolas públicas ou privadas, religiosas ou não. Todos são ambientes que as famílias "auditivas–verbais" podem escolher para seus filhos com S/PAP, assim como fariam para os irmãos ouvintes. Voss (2021) identifica a TAV como uma excelente prática de intervenção pediátrica para crianças com S/PAP, pois encoraja a ativa participação dos pais e cuidadores nas equipes interprofissionais desde a intervenção precoce até a idade escolar das crianças.

O terapeuta AV auxilia as famílias no trabalho colaborativo com a equipe da escola e na determinação de acomodações e/ou modificações apropriadas para as necessidades individuais de cada criança, a fim de permitir que elas tenham sucesso em diferentes ambientes. O uso de tecnologia assistiva, como os microfones remotos, pode aumentar a relação sinal-ruído e garantir ótimo acesso auditivo para alunos com S/PAP. Serviços de apoio, como o pré-ensino ministrado por fonoaudiólogo, também podem beneficiar alguns alunos.

---

[5] Vygotsky define ZDP como "(...) a distância entre o nível de desenvolvimento atual determinado pela resolução independente de problemas e o nível de desenvolvimento potencial determinado pela resolução de problemas sob orientação ou em colaboração com parceiros mais capazes." (Vygotsky, 1987, p. 211; 1998, p. 202).

TRABALHO COLABORATIVO NA TERAPIA AUDITIVA–VERBAL

Na TAV existe um importante trabalho colaborativo entre os membros da equipe da criança; como, por exemplo, pais/cuidadores, fonoaudiólogo-terapeuta, fonoaudiólogo-audiologia clínica, médicos (p. ex., pediatra, otorrinolaringologista), professor, profissionais da creche, terapeuta ocupacional, fisioterapeuta, psicólogo, assistente social e diretor clínico. Todos os membros são parceiros de igual importância no grupo colaborativo. Eles garantem uma perspectiva baseada em evidências e mantêm uma visão abrangente (contexto geral) e específica (fortalezas e necessidades da criança e família), consultam os pares que representam (p. ex., os pais que são parte do grupo colaborativo consultam grupos de pais e vocalizam as recomendações do grupo) e trazem sua *expertise* para o benefício da criança a quem eles servem. A equipe continuamente identifica barreiras, dificuldades, suas possíveis causas e formas de solução ou atenuação dos desafios não apenas enfrentados pela criança, mas também pela família. A equipe da criança está diretamente envolvida no planejamento de mudanças, na avaliação do progresso e desenvolvimento da criança e sua família na intervenção, na implementação das ações e na contínua avaliação de efetividade e eficiência da mudança (Melo & Levy, 2022; Rosenzweig et al., 2022).

O trabalho colaborativo entre os membros da equipe da criança é baseado em conceitos essenciais do serviço centrado na família (Quadro 1-2) (Johnson & Abraham, 2012).

Melo *et al.* (2019) desenvolveram um estudo sobre a perspectiva dos pais sobre o trabalho colaborativo dentro da TAV. Os pais participantes do estudo

Quadro 1-2. Quatro Conceitos Essenciais do Serviço Centrado na Família

Dignidade e respeito	Os profissionais da equipe da criança ouvem e respeitam as perspectivas e escolhas da família. O conhecimento, os valores, as crenças e as origens culturais da família são incorporados ao planejamento e à prestação de serviços.
Compartilhamento de informações	Os profissionais compartilham informações completas, úteis e imparciais com familiares das formas que eles preferem para a compreensão. Os familiares recebem informações oportunas, completas e precisas para que possam participar efetivamente do cuidado e da tomada de decisões.
Participação plena das famílias	As famílias são encorajadas e apoiadas a participarem do serviço e das tomadas de decisão no nível que desejarem.
Colaboração	Familiares, fonoaudiólogos, profissionais da equipe, diretores clínicos e líderes de saúde colaboram para o desenvolvimento, a implementação e a avaliação de políticas e programas, pesquisa, projeto de instalações, formação profissional e prestação de cuidados.

faziam parte do programa da audição infantil (*Infant Hearing Program*), da Saúde Pública da cidade de Toronto e tinham reuniões de coordenação de serviços no ingresso da intervenção e a cada 3-6 meses, dependendo da necessidade da criança e de sua família, até a alta. Todos os membros participavam de todas as etapas dessa iniciativa (Quadro 1-3). O Quadro 1-4 resume os achados das pesquisadoras.

Quadro 1-3. Reunião de Coordenação de Serviços

Preparação	Durante a reunião

Cada membro envia para todos da equipe o relatório de desenvolvimento da criança onde consta:
• A avaliação do progresso da criança/família, com base na conquista dos objetivos determinados 6 meses antes;
• Recomendações de
   ○ Objetivos a serem alcançados nos próximos 6 meses;
   ○ Estratégias que facilitam o alcance desses objetivos.
	Todos os membros da equipe da criança:
	• Identificam os objetivos prioritários,
	• Discutem estratégias para alcançá-los,
	• Discutem como incorporar as estratégias na vida diária da criança e em todos os atendimentos dos membros da equipe.
	• Registram as discussões e decisões em um formulário.
	• Identificam a data da próxima reunião de coordenação, que deve ocorrer em 6 meses.
	Após aprovação comum, o registro das recomendações, decisões e a data da próxima reunião é enviado para todos os membros da equipe.

Quadro 1-4. Perspectiva dos Pais sobre o Trabalho Colaborativo Dentro da TAV

Temas	Achados
Participação ativa dos pais no trabalho colaborativo	• Com o passar do tempo e sendo exposto a essa experiência, o sentimento inicial de intimidação dos pais é substituído ou transformado pela percepção de que são membros iguais e importantes da equipe. Os pais referem que, embora os profissionais sejam especialistas em suas respectivas áreas de estudo e trabalho, são eles os especialistas de sua criança. Ninguém conhece melhor o filho do que seus pais e, por isso, sua opinião e contribuição são essenciais. • Os pais se identificam como *experts*/especialistas, tradutores das prioridades, coordenadores dos serviços, autoridades finais nas decisões e líderes em todos os aspectos ligados ao desenvolvimento da criança. Quanto mais os pais se tornam pensadores não dependentes do terapeuta AV, melhor o terapeuta cumpriu sua missão na abordagem centrada na família.

(Continua)

Quadro 1-4. *(Cont.)* Perspectiva dos Pais sobre o Trabalho Colaborativo Dentro da TAV

Temas	Achados
Preparação para futuros *settings* de colaboração	▪ Nutre a autoconfiança dos pais e permite que eles trabalhem com profissionais dentro de um ambiente de equipe, em que aprendem a não se sentir aterrorizados quando, no futuro, se encontrarem em uma situação semelhante, como acontece no ingresso à escola.
Reuniões de Coordenação de Serviços	▪ É parte da rotina da equipe para que trabalhem em direção às prioridades e aos objetivos identificados pelos pais com o suporte dos profissionais. ▪ Nessas reuniões e no planejamento da intervenção, os pais estão sempre presentes (com raras exceções autorizadas pelos pais). São tomados todos os cuidados para que pais e profissionais tenham valor igual em todas as contribuições, desde a criação e o compartilhamento do Plano de Serviços Coordenados da Família até o posicionamento das cadeiras na sala de reunião em que o plano será discutido. ▪ É comum que o terapeuta primário (aquele que tem mais conexão com os pais) presida a primeira reunião de coordenação de serviços, e os pais as subsequentes, que acontecem a cada 6 meses até a alta da criança.
Objetivos em curto e longo prazos comuns e transdisciplinar	▪ Facilita e garante que todos os membros da equipe estejam envolvidos na identificação dos objetivos em curto e longo prazos para a criança, assim como trabalhando nos mesmos objetivos dentro de cada área de especialização e conhecimento. Dessa forma, não há surpresas desagradáveis nem agendas ocultas. ▪ A família tem objetivos e estratégias mais próximos da realidade que vive. Em vez de definir 3 objetivos identificados com o terapeuta AV, 3 com o fisioterapeuta e 3 com o terapeuta ocupacional, a equipe centrada na família discute formas em que, na rotina da criança, todos os objetivos possam ser endereçados sem que pareçam tarefas a serem cumpridas, mas parte da rotina de vestir, comer, banhar etc. Quando a equipe pensa junto, soluções criativas são encontradas e o estresse para a família é reduzido.

(Continua)

Quadro 1-4. *(Cont.)* Perspectiva dos Pais sobre o Trabalho Colaborativo Dentro da TAV

Temas	Achados
Estratégias de intervenção compartilhadas	Os membros da equipe da criança aprendem uns com os outros: • Usando a mesma estratégia, podem facilitar o desenvolvimento de várias habilidades (p. ex., a criança com dificuldades de autorregulação, quando sentada com apoio sob os pés, consegue focar melhor no desenvolvimento das habilidades auditivas). • Fazendo adaptações para acomodar várias necessidades ao mesmo tempo (p. ex., a criança com limitações físicas de pescoço e tronco pode ter acomodações na cadeira especial que dão sustentação e não impedem o receptor do implante coclear de estar no lugar certo de forma consistente). Todos da equipe trabalham juntos para identificar desafios e trabalhar nas soluções ou na amenização dos problemas.
Efeito multiplicador	As informações que os profissionais aprendem em interações colaborativas e centradas na família podem ser adaptadas e utilizadas em núcleos familiares de outros pacientes, respeitando as individualidades culturais e outras variáveis.
Expande a perspectiva dos profissionais em relação à realidade da família	A abordagem colaborativa ajuda a conscientizar os profissionais sobre quantos serviços estão envolvidos no dia a dia da criança e quantas variáveis os pais precisam gerenciar. Algumas crianças podem ter cerca de 12 profissionais envolvidos ao mesmo tempo em seu cuidado. O serviço colaborativo ajuda os profissionais a entenderem e considerarem todas as outras demandas e compromissos que as famílias têm.

DIFERENÇAS ENTRE A TERAPIA AUDITIVA–VERBAL E OUTRAS PRÁTICAS NA INTERVENÇÃO PRECOCE ORAL DE CRIANÇAS COM S/PAP

Ling *et al.* (2003) listam e discutem as similaridades e diferenças entre programas chamados auditivo-verbal (AV) e auditivo-oral (AO). Apesar de a publicação ter sido feita mais de 20 anos atrás, grande parte dos achados é pertinente ainda na atualidade. Os autores, com vasta experiência em ambos os programas, afirmam que as duas práticas, em um nível superficial, têm vários elementos em comum, como por exemplo, os fonoaudiólogos que trabalham nos dois programas: 1) têm como objetivo final o desenvolvimento de linguagem oral de crianças com S/PAP; 2) excluem o uso da língua de sinais; 3) fazem uso de tecnologias auditivas; e 4) usam algumas práticas clínicas semelhantes. Entretanto, os autores convidam os leitores a uma comparação mais detalhada para identificar que as abordagens são baseadas em diferenças significativas de filosofias e práticas. Ling *et al.* enfatizam que não há uma única abordagem terapêutica que seja superior ou apropriada para todas as crianças com S/PAP e que é importante reconhecer o valor dos indivíduos envolvidos em todas as abordagens, e que cada tipo de programa merece respeito e estima da mesma forma.

O Quadro 1-5 lista e resume algumas diferenças entre um programa AV, que segue os 10 princípios da prática, e um programa AO.

Quadro 1-5. Diferenças entre Programas Auditivo-Verbal (AV) e Auditivo-Oral (AO)

Programa Auditivo-Verbal	Programa Auditivo-Oral
▪ Fortemente sustentado pela identificação, diagnóstico e intervenção precoce ou o mais cedo possível para crianças com S/PAP do nascimento aos 6 anos e 11 meses, com maior foco nos primeiros 3 anos de vida. ▪ Fortemente sustentado por tecnologias auditivas que oferecem acesso binaural ideal a todos os sons de fala por todas as horas do dia, em todos os ambientes. ▪ Pais e crianças são ativamente envolvidos na sessão terapêutica. O terapeuta guia e orienta os pais para que eles desenvolvam as habilidades necessárias para serem efetivamente os principais agentes de progresso e modelos de linguagem para a criança. O terapeuta foca, primariamente, nos pais, pois eles são os seus principais clientes. A atenção da criança está nos pais. A atenção do terapeuta está dividida entre os pais e a criança. A atenção dos pais está dividida entre o terapeuta e a criança. Com o passar do tempo, depois de alguns meses de experiência em um programa AV, a atenção primária dos pais está na criança, enquanto ouve as orientações do profissional, se e quando há necessidade. É possível haver uma sessão de TAV sem a presença ativa da criança (p. ex., o bebê pode estar dormindo) e apenas com os pais e o terapeuta, mas é impossível haver uma sessão sem os pais presentes e ativos.	▪ Pais aguardam na sala de espera durante o período de terapia. Em algumas situações em que os pais são convidados a entrar na sala de terapia, a expectativa de envolvimento na intervenção é em pequeno grau. ▪ Papéis e responsabilidades do terapeuta e pais/cuidadores: o terapeuta ensina e os pais aprendem. O terapeuta age diretamente no desempenho da criança, sendo ela o principal cliente do profissional e o terapeuta é o principal modelo de linguagem para a criança. A atenção da criança e dos pais está no terapeuta. A atenção do terapeuta está primariamente na criança. ▪ Pode fazer uso de materiais de avaliação padronizados para crianças com S/PAP. ▪ Muitas vezes o trabalho concentra-se em crianças em idade escolar e é mais voltado para uma intervenção de reparação e, em algumas vezes, oferecida em grupos. ▪ Mantém a criança em uma classe especial para crianças com S/PAP até que ela esteja pronta para a inclusão. ▪ Faz uso extensivo de pistas visuais; por exemplo, leitura orofacial e gestos indicativos. ▪ Não há certificação internacional necessária para um fonoaudiólogo oferecer serviços dentro de um programa auditivo-oral.

(Continua)

Quadro 1-5. Diferenças entre Programas Auditivo-Verbal (AV) e Auditivo-Oral (AO) *(Cont.)*

Programa Auditivo-Verbal	Programa Auditivo-Oral
• Envolve o trabalho com base na hierarquia do desenvolvimento de crianças ouvintes, em terapias individuais e na prevenção de dificuldades comunicativas. • Usa materiais de avaliação formais e informais baseados na hierarquia do desenvolvimento típico de crianças ouvintes. • Considera a condição acústica de todos os ambientes um elemento facilitador determinante para o desenvolvimento auditivo da criança. Quando a linguagem se tornou mais estabelecida, o ruído em situações familiares pode ser menos prejudicial porque as crianças, muitas vezes, podem prever parte do que está sendo dito usando pistas contextuais e linguísticas que contribuem para a compreensão. Um sinal de fala claro é crucial para o aprendizado auditivo-verbal. • Encoraja interações abundantes das crianças com S/PAP com os pares ouvintes. Objetiva a admissão de classes e instituições inclusivas (creches e escolas) com apropriado apoio aos profissionais da educação e acomodações necessárias para a criança com S/PAP. • Concentra-se em usar a audição com referência mínima a pistas visuais ou outras pistas sensoriais. Isso porque a audição é o único sentido através do qual os padrões acústicos da linguagem oral podem ser plenamente percebidos. A TAV enfatiza o uso da audição como a principal e, muitas vezes, única modalidade de sentido para promover o desenvolvimento da linguagem oral. • Certificação oferecida por uma associação internacional e reconhecida mundialmente*. Fonoaudiólogos candidatos à certificação passam por um treinamento extensivo com um mentor certificado e por uma prova de conhecimentos oferecida, atualmente, em inglês e espanhol. Veja mais informações no Capítulo 3.	

*Atualmente: AG Bell Academy, AG Bell Association.

O terapeuta AV tem constante compromisso com a educação continuada. A TAV é dinâmica e progride com o advento incessável de novas tecnologias auditivas, técnicas cirúrgicas, a expansão do conhecimento em diversas áreas, como por exemplo, o funcionamento cerebral e a genética.

> Muitas ideias que eram então revolucionárias são hoje amplamente aceitas. Uma ampla gama de disciplinas influenciou o trabalho auditivo-verbal moderno com crianças. Vivemos um período de enorme crescimento, em que mais trabalhos científicos foram realizados durante a última década do que nos vários séculos anteriores. (Ling et al., 2003, p. 2.)

CONSIDERAÇÕES FINAIS

Investir no desenvolvimento da primeira infância constrói sociedades saudáveis, produtivas e equitativas. Na intervenção precoce pediátrica, a variação individual é a norma, não a exceção. As experiências e exposições variam muito dentro das famílias e comunidades. Como a TAV é uma abordagem centrada na família, embora atenda às necessidades universais de crianças com S/PAP, ela também planeja e apoia a flexibilidade para lidar com a variação encontrada em cada família e suas crianças. O terapeuta AV oferece serviços adaptados para atender a uma gama de perfis de famílias e suas culturas dentro da realidade do seu contexto, enquanto trabalha em alinhamento com os 10 Princípios que suportam a sua prática. Finalmente, como a abordagem é baseada em e informada por evidências, ela apoia profissionais e programas que se engajam na melhoria contínua da qualidade, com foco em assegurar que o serviço prestado para cada família e criança é eficiente e facilita o sucesso do desenvolvimento auditivo-verbal e de todas as demais habilidades e capacidades da criança com S/PAP.

PERGUNTAS QUE PROVOCAM ESTUDO E REFLEXÃO

- Meu serviço de intervenção precoce cumpre todos os 10 Princípios dos Especialistas em Audição e Linguagem Falada Terapeutas Auditivo-Verbais Certificados?
- Meus serviços são baseados nas fortalezas e habilidades da criança com S/PAP e sua família?
- Como garantir a alta qualidade dos meus serviços de intervenção precoce nas interações com a família e profissionais envolvidos no desenvolvimento da criança com S/PAP?
- Quais são as diferenças fundamentais entre a terapia auditiva-verbal e outras abordagens dentro do oralismo?

REFERÊNCIAS BIBLIOGRÁFICAS

AG BELL ACADEMY FOR LISTENING AND SPOKEN LANGUAGE. **AG Bell Academy Certification Handbook**. Jun/2022. Disponível em: https://agbellacademy.org/wp-content/ uploads/2022/06/LSL-Certification-Handbook_2022_Final.pdf

AG BELL ACADEMY FOR LISTENING AND SPOKEN LANGUAGE. **Alexander Graham Bell Association's Recommended Protocol for audiological assessment, hearing aid and cochlear implant evaluation, and follow-up**, 2014. Disponível em: https://www.agbell.org/Portals/26/LSLS%20Audiology%20Protocol(1).pdf?ver=2018-02-06 084817-420. Acesso em: 24 abr. 2024.

AG BELL ACADEMY FOR LISTENING AND SPOKEN LANGUAGE. **Principles of listening and spoken language specialists**. 2024. Disponível em: https://agbellacademy.org/ certification/principles-of-lsl-specialists/

ASHORI M. Impact of auditory-verbal therapy on executive functions in children with cochlear implants. **J Otol**, v. 17, n. 3, 2022.

AUDITORY VERBAL UK. Auditory verbal therapy position paper. Set/2023. Disponível em: https://www.avuk.org/auditory-verbal-therapy-position-paper#C.

BC EARLY HEARING PROGRAM. AMPLIFICATION PROTOCOL. February 2023 Revision. Disponível em: http://www.phsa.ca/bc-early-hearing/Documents/BCEHP_Amplification_Protocol.pdf Acesso em: 24 abr. 2024.

BINOS, P; NIRGIANAKI, E; PSILLAS, G. HOW EFFECTIVE IS AUDITORY-VERBAL THERAPY (AVT) FOR BUILDING LANGUAGE DEVELOPMENT OF CHILDREN WITH COCHLEAR IMPLANTS? A systematic review. **Life (Basel)**, v. 11, n. 3, p. 239, 2018.

BRENNAN-JONES, C. G.; WHITE, J.; RUSH, R. W.; LAW, J. Auditory verbal therapy for promoting spoken language development in children with permanent hearing impairments. **The Cochrane Database of Systematic Reviews**, v. 3, p. CD010100, 2014.

CARLSON, M. L.; SLADEN, D. P.; HAYNES, D. S.; DRISCOLL, C. L.; DEJONG, M. D.; ERICKSON, H. C, et al. Evidence for the expansion of pediatric cochlear implant candidacy. **Otol Neurotol**, v. 36, n. 1, p. 43-50, 2015.

CHING, T. Y.; DILLON, H.; LEIGH, G.; CUPPLES, L. Learning from the longitudinal outcomes of children with hearing impairment (LOCHI) study: summary of 5-year findings and implications. **International Journal of Audiology**, v. 57, n. 2, p. S105-S111, 2018.

COLE, E. B.; FLEXER, C. Auditory "Work". *In*: **Children with hearing loss: Developing listening and talking birth to six**. 3rd ed. San Diego, CA: Plural Publisher Inc; 2020, p. 183-212.

COTTRELL, J.; SPITZER, E.; FRIEDMANN, D.; JETHANAMEST, D.; MCMENOMEY, S.; THOMAS ROLAND J. Jr et al. Cochlear implantation in children under 9 months of age: safety and efficacy. **Otol Neurotol**, v. 45, n. 2, p. 121-7, 2024.

CUSHING, S. L.; PURCELL, P. L.; PAPAIAONNOU, V.; NEGHANDI, J.; DAIEN, M.; BLASER, S.I, et al. Hearing instability in children with congenital cytomegalovirus: evidence and neural consequences. **Laryngoscope**, v. 132, suppl. 11, p. S1-S24, 2022.

DETTMAN, S. J.; DOWELL, R. C.; CHOO, D.; ARNOTT, W.; ABRAHAMS, Y.; DAVIS, A. et al. Long-term communication outcomes for children receiving cochlear implants younger than 12 months: A multicenter study. **Otology & Neurotology**, v. 37, n. 2, p. e82-e95, 2016.

ERIKS-BROPHY, A.; GANEK, H.; DUBOIS, G. Evaluating the research examining outcomes of auditory–verbal therapy: Moving from evidence-based to evidence-informed practice. *In:* ESTABROOKS, W.; MORRISON, H. M. C.; MACIVER-LUX,j K. (Eds.). **Auditory–Verbal therapy**: Science, research, and practice. San Diego: Plural Publisher Inc; 2016, p. 50-144.

ESTABROOKS, W.; MORRISON, H. M. C.; MACIVER-LUX, K. Auditory-verbal therapy: an overview. *In:* ESTABROOKS, W.; MORRISON, H. M. C.; MACIVER-LUX, K. (Eds.). **Auditory-verbal therapy**: science, research, and practice. San Diego: Plural Publishing Inc; 2020, p. 3-34.

FITZPATRICK, E. M.; COLOGROSSO, E.; SIKORA, L. Candidacy for amplification in children with hearing loss: a review of guidelines and recommendations. **Am J Audiol**, v. 28, n. 4, p. 1025-45, 2019.

FITZPATRICK, E. M.; HAMEL, C.; STEVENS, A.; PRATT, M.; MOHER, D.; DOUCET, S. P. et al. Sign language and spoken language for children with hearing loss: a systematic review. **Pediatrics**, n. 137, n. 1, 2016.

FULCHER, A.; BAKER, E.; PURCELL, A.; MUNRO, N. Typical consonant cluster acquisition in auditory-verbal children with early-identified severe/profound hearing loss. **Int J Speech Lang Pathol**, v. 16, n. 1, p. 69-81, 2014.

GANTT, S.; BITNUN, A.; RENAUD, C.; KAKKAR, F.; VAUDRY, W. Diagnosis and management of infants with congenital cytomegalovirus infection. **Paediatr Child Health**, v. 22, n. 2, p. 72-4, 2017.

GANTT S. Newborn cytomegalovirus screening: is this the new standard? **Curr Opin Otolaryngol Head Neck Surg**, v. 31, n. 6, p. 382-7, 2023.

HARRIS, A. B.; SEELIGER, E.; HESS, C.; SEDEY, A. L.; KRISTENSEN, K.; LEE, Y. et al. Early Identification of Hearing Loss and Language Development at 32 Months of Age. **J Otorhinolaryngol Hear Balanc Med**, v. 3, n. 4, 2022.

HILLOCK-DUNN, A.; TAYLOR, C.; BUSS, E.; LEIBOLD, L. J. Assessing speech perception in children with hearing loss: What conventional clinical tools may miss. **Ear and Hearing**, v. 36, p. e57-e60, 2015.

HITCHINS, A.; HOGAN, S. Outcomes of early intervention for deaf children with additional needs following an auditory verbal approach to communication. **International Journal of Pediatric Otorhinolaryngology**, v. 115, p. 125-32, 2018.

HORNSBY, B. W. Y.; WERFEL, K.; CAMARATA, S.; BESS, FH. Subjective fatigue in children with hearing. *In:* JOHNSON, B. H.; ABRAHAM, M. R. **Partnering with patients, residents, and families**: a resource for leaders of hospitals, ambulatory care settings, and long-term care communities. Bethesda, MD: Institute for Patient- and Family-Centered Care; 2012.

Joint Committee on Infant Hearing. Year 2000 position statement: principles and guidelines for Early Hearing Detection and Intervention programs. **Pediatrics**, v. 106, p. 798-817, 2000.

Joint Committee on Infant Hearing. Year 2019 Position Statement: Principles and guidelines for Early Hearing Detection and Intervention programs. **The Journal of Early Hearing Detection and Intervention**, v. 4, n. 2, p. 1-44, 2019.

JOSVASSEN, J. L.; PERCY-SMITH, L.; TØNNING, T. L.; DIELEMAN, E.; SANDAGER, T. P.; HALLSTRØM, M. et al. Parental perceptions of auditory-verbal therapy - A longitudinal study of Danish children with hearing loss. **Volta Review**, v. 119, n. 1, p. 4-28, 2019.

KETTERER MC, BIRKENHÄGER R, BECK R, ARNDT S, ASCHENDORFF A, KUNZE M. Postnatal genetic umbilical cord analysis for earliest possible detection of inherited hearing impairment. **Eur Arch Otorhinolaryngol**, v. 280, n. 11, p. 4811-7, 2023.

LIANG, D.; XIAO, Y.; FENG, Y.; YAN, Y. **The role of auditory feedback in speech production: Implications for speech perception in the hearing impaired**. 2014 International Symposium on Integrated Circuits (ISIC), Singapore, 2014, p. 192-5.

LILIEGREN, J.; PERSSON, F. Family-centered intervention: auditory verbal therapy - empowering caregivers of children with cochlear implants. 2015. (Dissertação). Disponível em: https://urn.kb.se/resolve?urn=urn:nbn:se:uu:diva-246545.

LIM, S.; GOLDBERG, D.; FLEXER, C. Auditory-verbal graduates—25 years later: outcome survey of the clinical effectiveness of the listening and spoken language for Young children with hearing loss. **The Volta Review**, v. 118, n. 1-2, p. 5-20, 2018.

LING, D.; NOVELLI-OLMSTED, T.; ROTFLEISCH, S.; SIMSER, J. The unique principles of auditoryverbal practice. The Auricle. 2003;15(1):Special Reference Section, 1-12. loss: Some preliminary findings. **American Journal of Audiology**, v. 23, p. 129-34, 2014.

MARIANI, B.; NICOLETTI, G.; BARZON, G.; ORTIZ BARAJAS, MC.; SHUKLA, M.; GUEVARA, R. et al. Prenatal experience with language shapes the brain. **Science Advances**, v. 9, n. 47, p. eadj3524, 2023.

MARSCHARK, M.; SHAVER, D. M.; NAGLE, K. M.; NEWMAN, L. A. Predicting the academic achievement of deaf and hard-of-hearing students from individual, household, communication, and education factors. **Exceptional Children**, v. 81, p. 350-69, 2015.

MARTINDALE, M. Guiding and Supporting Parents/Caregivers. In: Rotfleisch S, Martindale M. Listening and spoken language therapy for children with hearing loss: a practical auditory-based guide. **Plural Publishing**, 2023. p. 55-67.

MELO, M. E.; LEVY, C. C. A. C. Abordagem Centrada na Família de Serviços Fonoaudiológicos para Bebês e Crianças Pequenas Surdas. In: Levy CCAC. Manual de audiologia pediátrica. Ed. Manole; 2022, p. 165-76.

MELO, M. E.; LOW, V.; SALIOLA, A.; LALONDE, G. Coordinated family services plan: equitable, family-centred, and collaborative practice. *In:* AG Bell Academy Global LSL Symposium, 2019. Disponível em: https://agbellsymposium.com/wp-content/uploads/2019/06/melo_agbellsymposium_powerpoint_final_presentation_coordinatedfamilyservicesplan_july2at3pm.pdf . Acesso em: 21 mar 2024.

MELO, M. E.; SOMAN, U.; VOSS, J.; HINOJOSA VALENCIA, M. F.; NOLL, D.; CLARK, F. et al. Listening and spoken language specialist auditory-verbal certification: self-perceived benefits and barriers to inform change. **Perspectives of the ASHA Special Interest Groups**, v. 7, p. 1828-52, 2022.

MINAMI, S.; IJUIN, R.; NISHIYAMA, Y.; KUROKI, T.; TENDO, A.; KUSUI, Y. et al. Assessment of speech perception in deaf or hard of hearing children who received auditory-verbal therapy with hearing aids or cochlear implants. **International Journal of Pediatric Otorhinolaryngology**, v. 146, p. 110739, 2021.

MITCHELL, R. E.; KARCHMER, M. A. Chasing the mythical ten percent: Parental hearing status of deaf and hard of hearing students in the United States. **Sign Language Studies**, v. 4, n. 2, p. 138-63, 2004.

MOELLER, M. P.; CARR, G.; SEAVER, L.; STREDLER-BROWN, A.; HOLZINGER, D. Best practices in familycentered early intervention for children who are deaf or hard of hearing: Na international consensus statement. **Journal of Deaf Studies and Deaf Education**, v. 18, n. 4, p. 429-45, 2013.

MOELLER, M. P.; GALE, E.; SZARKOWSKI. A.; SMITH, T.; BIRDSEY, B. C.; MOODIE, S. T. F. et al. Family-centered early intervention deaf/hard of hearing (FCEI-DHH): foundation principles. **Journal of Deaf Studies and Deaf Education**, v. 29, p. SI53-SI63, 2024b.

MOELLER, M. P.; SZARKOWSKI, A.; GALE, E.; SMITH, T.; BIRDSEY, B. C.; MOODIE, S. T. F. et al. Familycentered early intervention deaf/hard of hearing (FCEI-DHH): guiding values. **Journal of Deaf Studies and Deaf Education**, v. 29, p. SI8-SI26, 2024a.

MOELLER, M. P. Early intervention and language development in children who are deaf and hard of hearing. **Pediatrics**, v. 106, n. 3, p. 1-9, 2000.

MOON, C.; ZERNZACH, R. C.; KUHL, P. K. Mothers say "baby" and their newborns do not choose to listen: a behavioral preference study to compare with ERP results. Frontiers in Human **Neuroscience**, v. 9, p. 153, 2015.

MOORES, D. **Educating the deaf: Psychology, principles, and practices**. Houghton Mifflin, 2001.

National Centre for Audiology. Protocol for the Provision of Amplification (2023). Disponível em: https://ir.lib.uwo.ca/cgi/viewcontent.cgi?article=1011&context=nca Acesso em: 24 abr. 2024.

Newborn Screening Ontario: Annual Report (2022). Disponível em: https://www.newbornscreening.on.ca/media/n1pbev4b/2022-nso-annual-report-publicversion.pdf. Acesso em: 24 abr. 2024.

NOLL, D.; DIFABIO, D.; MOODIE, S.; GRAHAM, I. D.; POTTER, B.; GRANDPIERRE, V. et al. Coaching caregivers of children who are deaf or hard of hearing: a scoping review. **J Deaf Stud Deaf Educ**, v. 26, n. 4, p. 453-68, 2021.

PARTANEN, E.; KUJALA, T.; TERVANIEMI, M.; HUOTILAINEN, M. Prenatal music exposure induces long-term neural effects. **PLoS One**, v. 8, n. 10, p. e78946, 2013.

PERCY-SMITH, L.; JANTZEN, L.; CAYÉ-THOMASEN, P. Cochlear implantation for children. **Ugeskr Laeger**, v. 185, n. 49, p. V07230480, 2023.

PERCY-SMITH, L.; TØNNING, T. L.; JOSVASSEN, J. L.; MIKKELSEN, J. H.; NISSEN, L.; DIELEMAN, E. et al. Auditory verbal habilitation is associated with improved outcome for children with cochlear implant. **Cochlear Implants International**, v. 19, n. 1, p. 38-45, 2018.

PURCELL, P. L.; DEEP, N. L.; WALTZMAN, S. B.; ROLAND, J. T. Jr, CUSHING, S. L.; PAPSIN, B. C. et al. Cochlear implantation in infants: why and how. **Trends Hear**, 2021 Jan-Dec;25:23312165211031751.

QUITTNER, A. L.; CRUZ, I.; BARKER, D. H.; TOBEY, E.; EISENBERG. L. S.; NIPARKO, J. K. Effects of maternal sensitivity and cognitive and linguistic stimulation on cochlear implant users' language development over four years. **The Journal of Pediatrics**, v. 162, p. 343-8, 2013.

RITTER, K.; HAYWARD, D. V.; ESTABROOKS, W.; KENELY, N.; HOGAN, S. Children with additiona challenges and auditory-verbal therapy. *In:* ESTABOOKS, W.; MORRISON, H. M.; MACIVER- LUX K (Eds.). Auditory-verbal therapy: science, research, and practice. San Diego: **Plural Publishing Inc**, 2020, p.739-70.

ROSENZWEIG, E. A.; VOSS, J.; MELO, M. E.; VALENCIA, F. Family-centered intervention for deaf and hard of hearing multilingual learners. In: Musyoka MM (Ed.). Deaf education and challenges for bilingual/multilingual students. **IGI Global Online**, 2022.

ROSENZWEIG, E. A.; VOSS, J. Their words, their world: a paradigm for culturally relevant family-centered intervention. Perspectives of the ASHA Special Interest Groups. 2022 Apr;7(2):553-9.

ROSENZWEIG, E. A. Auditory verbal therapy: A family centered listening and spoken language intervention for children with hearing loss and their families. **Perspectives of the ASHA Special Interest Groups**, v. 2, n. 9, p. 54-65, 2017.

ROTFLEISCH, S. Competent Communicator Stage. *In:* ROTFLEISCH, S.; MARTINDALE, M. **Listening and spoken language therapy for children with hearing loss**: a practical auditory-based guide. Plural Publishing, 2023, p. 241-69.

RUFSVOLD, R.; WANG, Y.; HARTMAN, M. C.; ARORA, S. B.; SMOLEN, E. R. The impact of language input on deaf and hard of hearing preschool children who use listening and spoken language. **Am Ann Deaf**, v. 163, n. 1, p. 35-60, 2018.

SALAMATMANESH, M.; SIKORA, L.; BAHRAINI, S.; MACASKILL, M.; LAGACE, J.; RAMSAY, T. et al. Paediatric hearing aid use: a systematic review. **Int J Audiol**, v; 61, n. 1, p. 12-20, 2022.

SARANT, J.; GEERS, A. The effect of communication mode on learning outcomes for children with severe–profound hearing loss: a review. *In:* MARSCHARK, M.; KNOORS, H. (Eds.). The Oxford Handbook of Deaf Studies in Learning and Cognition. **Oxford Academic**, 2020, p. 60-77.

SCHEERER, N. E.; JONES, J. A. The role of auditory feedback at vocalization onset and mid utterance. **Frontiers in Psychology**, v. 9, 2018.

SMITH, J.; WOLFE, J.; STOWE, D. Eyes open, ears on: supporting hearing technology use in children with hearing loss. **The Hearing Journal**, v. 74, n. 6, p. 34-37, 2021.

SZARKOWSKI, A.; GALE, E.; MOELLER, M. P.; SMITH, T.; BIRDSEY, B. C.; MOODIE, S. T. F. et al. Familycentered early intervention deaf/hard of hearing (FCEI-DHH): structure principles. **J Deaf Stud Deaf Educ**, v. 29, p. SI86-SI104, 2024.

THOMAS, E. S.; ZWOLAN, T. A. Communication mode and speech and language outcomes of young cochlear implant recipients: A comparison of auditory– verbal, oral communication, and total communication. **Otology & Neurotology**, v. 40, n. 10, p. e975-e983, 2019.

VOSS J. Family-centered and school-based enhancement of listening and spoken language. **Otolaryngol Clin North Am**, v. 54, n. 6, p. 1219-29, 2021.

VYGOTSKY, L. S. Infancy. *In:* RIEBER RW (Ed.). **The Collected Works of LS Vygotsky**. Plenum Press, New York; 1998, p. 207-41. v. 5.

VYGOTSKY, L. S. Thinking and speech. *In:* RIEBER, R. W.; CARTON, A. S. (Eds.). **The collected works of LS Vygotsky**: Problems of general psychology. New York: Plenum Press; 1987, p. 39-285. (Original publicado em 1934). v. 1.

WOLFE, J.; DEROCHE, M.; NEUMAN, S.; HANNA, L.; TOWLER, W.; WILSON, C. et al. Factors associated with speech-recognition performance in school-aged children with cochlear implants and early auditory-verbal intervention. **J Am Acad Audiol**, v. 32, n. 7, p. 433-44, 2021.

WORLD HEALTH ORGANIZATION, UNICEF, WORLD BANK. Nurturing care for early childhood development: A framework for helping children survive and thrive to transform health and human potential. **World Health Organization**, 2018.

YOSHINAGA-ITANO, C.; SEDEY, A. L.; WIGGIN, M.; CHUNG, W. Early hearing detection and vocabulary of children with hearing loss. **Pediatrics**, v. 140, n. 2, p. e20162964, 2017.

TERAPIA AUDITIVA–VERBAL EMBASADA EM E INFORMADA POR EVIDÊNCIAS

CAPÍTULO 2

Pedro Brás da Silva ▪ Maria Emília de Melo

INTRODUÇÃO

A terapia auditiva–verbal (TAV) é uma das abordagens na intervenção precoce de crianças com surdez e perda auditiva permanente (S/PAP) que há várias décadas tem facilitado que crianças possam atingir níveis de desenvolvimento da audição, comunicação, linguagem e fala semelhantes aos seus pares ouvintes. Isso tem sido possível porque os seus profissionais certificados apoiam a prática clínica em conhecimentos profundos em várias áreas e mantêm-se constantemente atualizados, fazendo da TAV uma abordagem robustamente embasada e informada por evidências. Este capítulo apresentará um conjunto de evidências disponíveis na literatura que oferecem suporte à TAV e discutem os resultados da abordagem.

DADOS HISTÓRICOS SOBRE A TERAPIA AUDITIVA–VERBAL

A base da intervenção junto às crianças com S/PAP, pensada e delineada pelos pioneiros da TAV desde meados do século XX, procurou sempre conjugar esforços entre pesquisadores e clínicos para trazer as melhores práticas baseadas na evidência disponível em cada momento (Flexer & Wolfe, 2020). Helen Beebe, Doreen Pollack e Daniel Ling tinham a visão de que todas as crianças que nascem com S/PAP ou que adquirem ao longo da primeira infância, têm um potencial para desenvolver a linguagem oral através do melhor acesso auditivo por meio de tecnologia de ponta (Estabrooks, MacIver-Lux & Rhoades, 2016). Essa visão fez com que cada vez mais profissionais na área da educação e fonoaudiologia percebessem o potencial da abordagem, e assim formaram uma coligação chamada International Committee on Auditory-Verbal Communication (ICAVC)[1], em conjunto com a Alexander Graham (AG) Bell Association for the Deaf and Hard of Hearing (AG Bell Association). Em 1987,

---
[1] Comitê Internacional de Comunicação Auditiva–Verbal.

este comitê transformou-se numa organização independente e sem fins lucrativos, chamada *Auditory-Verbal International* (AVI)[2] cujo objetivo era assegurar que as crianças com S/PAP e suas famílias tivessem acesso a profissionais altamente qualificados, com uma base de trabalho integrada e estandardizadas nos princípios auditivo-verbais (conforme exposto no Capítulo 1). O AVI foi a primeira entidade a oferecer a certificação em TAV para profissionais, no ano de 1994. Após quase 18 anos, esta organização foi extinta e toda a sua atividade foi passada para a AG Bell Academy for Listening and Spoken Language (AG Bell Academy), uma corporação subsidiária, governada de forma independente, pertencente à AG Bell Association. A AG Bell Academy continua a ser a corporação responsável pela certificação internacional de profissionais auditivo-verbais (AV). Sobre este tópico, veja mais informações no Capítulo 3.

PRÁTICA EMBASADA EM E INFORMADA POR EVIDÊNCIAS

Eriks-Brophy, Ganek e DuBois (2020) avaliaram as pesquisas publicadas sobre TAV, examinaram os resultados e discutiram porque a abordagem transforma-se de uma prática embasada em evidência para uma prática informada por evidência.

As autoras explicam que na Prática Embasada na Evidência (PEE) o objetivo é desenvolver o conhecimento do profissional sobre a eficácia das práticas clínicas existentes, através da coleta dos resultados de cada abordagem de intervenção. A PEE permite que os profissionais tenham acesso ao melhor e mais atualizado conhecimento, que terá reflexo na melhoria contínua dos modelos de intervenção, nas estratégias e técnicas aplicadas, levando às melhores escolhas e à prestação de um serviço de excelência às pessoas que nos procuram.

Já a Prática Informada por Evidências (PIE) resulta da necessidade dos profissionais em considerarem não apenas os estudos com as mais rigorosas metodologias de investigação, mas também reconhecerem a importância e incorporarem os estudos de qualquer nível de evidência científica. Outro argumento refere-se à importância do terapeuta AV ter que selecionar e ajustar estratégias, técnicas e procedimentos às particularidades e necessidades de cada família, o que torna a intervenção próxima do que um alfaiate faz quando cria e costura uma peça única. Neste nível de atuação é importante o conhecimento aliado à experiência clínica do profissional e a sua capacidade crítica e reflexiva em relação a toda evidência disponível, o que resultará num maior leque de alternativas que podem ser geradas para servir a cada uma das crianças e famílias em intervenção. De acordo com Nevo e Slonim-Nevo (2011, p. 1178), "...a prática é tanto coração quanto ciência, e é tanto diálogo quanto uma aplicação de descobertas empíricas das características e contexto únicos dos clientes".

---

[2] Auditiva–Verbal Internacional.

Publicações que Dão Suporte à Abordagem Auditiva–Verbal

A evidência disponível é vasta e mostra, de forma robusta, porque a abordagem AV é possível e desejável para uma larga maioria de famílias de crianças com S/PAP, cujo objetivo é que venham a ouvir e a falar.

Binos, Nirgianaki & Psillas (2021) desenvolveram uma revisão sistemática de artigos sobre a eficácia da TAV no desenvolvimento da fala e da linguagem de crianças com implante coclear (IC), chegando a um total de 8 estudos dentro dos critérios de inclusão. Destes, apresentamos um breve resumo e suas principais conclusões.

Percy-Smith *et al.* (2018) estudaram o impacto de duas intervenções terapêuticas diferentes após a ativação de ICs em crianças com S/PAP: habilitação padrão e intervenção AV. A amostra era de 130 crianças, divididas em 2 grupos de 94 e 36, todas implantadas na Dinamarca entre os anos de 2005 e 2013 e todos seguidos por 3 anos de intervenção. O primeiro grupo recebeu serviços de fonoaudiólogos locais (habilitação padrão) por 1-2 horas/semana e com presença em sessão de 44% dos pais. O segundo grupo recebeu serviços de TAV oferecidos por profissionais certificados ou em processo de certificação, sendo que foram crianças pioneiras em receber este apoio na Dinamarca. Os principais resultados obtidos a partir dos testes usados (Peabody Picture Vocabulary Test Fourth Edition, Reynell e Viborgmaterialet) mostraram que as crianças na intervenção AV superaram as crianças na habilitação padrão em todos os três testes de fala e linguagem e com níveis próximos a crianças ouvintes com as mesmas idades. Com base neste estudo que recomenda a habilitação baseada em princípios da prática AV, a Dinamarca passou a ser o primeiro país no mundo a oferecer a TAV como uma metodologia possível a todas as crianças com S/PAP no serviço público daquele país (Dammeyer & Ohna, 2021).

No estudo longitudinal de Jackson & Schatschneider (2014) foi explorada a taxa de desenvolvimento da linguagem de crianças em um programa de intervenção precoce que oferece TAV. Os autores estimaram uma curva média de desenvolvimento e a extensão da variação individual no desempenho da linguagem usando o teste *Preschool Language Scale*, 4. ed. (PLS-4) em 24 crianças com S/PAP. As pontuações revelaram melhorias estatisticamente significativas ($p < 0,05$) na linguagem expressiva e compreensão auditiva, próximas das competências esperadas em pares ouvintes. Os resultados de linguagem variaram significativamente para cada criança com base no tempo de duração da intervenção precoce, sugerindo que a intervenção TAV contribuiu para o bom desempenho das crianças avaliadas.

Thomas & Zwolan (2019) desenvolveram um estudo com o objetivo de avaliar o efeito do modo de comunicação no desempenho de linguagem oral de crianças que receberam IC. Os autores usaram para o efeito uma análise retrospectiva dos escores pós-operatórios de fala, linguagem e leitura de crianças que receberam IC e usaram três modos diferentes de comunicação: auditiva-verbal (AV) (n = 39), comunicação oral (CO) (n = 107) e comunicação total (CT) (n = 57). Neste estudo todas as crianças receberam seus ICs antes dos 5 anos de idade, não apresentavam anomalia coclear conhecida ou atraso cognitivo que pudesse afetar seu resultado com o IC e fizeram uso consistente de sua respectiva metodologia de comunicação. Todos os grupos apresentaram melhorias ao longo do tempo, porém, através de análises de modelos lineares mistos, os autores concluíram que as pontuações obtidas pelas crianças do grupo AV foram significativamente maiores do que as pontuações médias obtidas pelas crianças dos outros grupos na maioria das medidas de teste, na maioria dos intervalos pós-implante. Para além disso, um número significativamente maior de crianças do grupo AV obteve pontuações padrão dentro dos limites normais do que as crianças dos grupos CO e CT. Os autores concluem que estas descobertas apoiam o uso da abordagem de comunicação auditiva-verbal para facilitar o desenvolvimento de habilidades de fala e linguagem adequadas à idade e de alfabetização em crianças com surdez profunda.

Dois outros estudos realçam a eficácia da TAV em crianças com S/PAP usuárias de ICs associada à identificação e intervenção precoce, revelando capacidades de linguagem equiparadas às crianças ouvintes quando atingem esta combinação. O estudo de Fulcher *et al.* (2012) analisou dois grupos de crianças com S/PAP: 1) com diagnóstico, acesso auditivo por meio de aparelho de amplificação sonora individual (AASI) e intervenção em TAV antes dos 12 meses (intervenção precoce), n = 45; e 2) com diagnóstico realizado depois dos 12 meses e intervenção terapêutica em TAV até aos 5 anos de idade (intervenção tardia), n = 49. Foram avaliados os desempenhos na fala, compreensão de vocabulário e na linguagem receptiva e expressiva aos 3, 4 e 5 anos de idade. Aos 3 anos de idade, 93% de todos os participantes identificados precocemente pontuaram dentro dos limites normais para fala, 90% para compreensão de vocabulário e 95% para linguagem receptiva e expressiva. Comparativamente, os resultados do grupo de intervenção precoce foram sendo cada vez melhores e mais distantes relativamente ao grupo de intervenção tardia. Outro estudo de Sahli (2019) comparou o desempenho da audição, compreensão e uso da linguagem, de cerca de 167 crianças com S/PAP. Seu principal achado foi que o grupo de crianças diagnosticadas antes dos 6 meses, com acesso à tecnologia auditiva entre 3 e 6 meses e que iniciaram TAV revelaram habilidades normais em suas capacidades de linguagem receptiva e expressiva, por volta dos 36 meses de idade.

À margem desta revisão sistemática, há outros estudos que mostram a TAV como uma prática possível e desejável. Hitchins & Hogan (2018) desenvolveram um estudo para determinar e comparar as taxas de progresso alcançado por crianças em idade pré-escolar com todos os graus e tipos de

S/PAP, com e sem necessidades adicionais, envolvidos num programa de intervenção por TAV por 2 anos. As crianças realizaram avaliações padronizadas da linguagem oral ao ingressar no programa AV e depois em intervalos de pelo menos 6 meses durante a duração do programa. No geral, 79% das crianças desta coorte alcançaram pontuações de linguagem oral adequadas à idade. À entrada no programa de intervenção, as crianças com necessidades adicionais (40%) apresentavam taxas de desenvolvimento de linguagem (TDL) abaixo das crianças apenas com S/PAP. Contudo, no final do programa, estas demonstraram aumento altamente significativo na TDL média, indicando uma aceleração na aquisição de competências de linguagem oral durante o programa AV.

O estudo de Wolfe *et al.* (2021) aponta algumas variáveis interessantes em relação ao impacto do tipo e quantidade de serviços em audição e linguagem falada (ALF)[3] nos resultados de fala e linguagem de 325 crianças com S/PAP, usuárias de AASIs e ICs envolvidas em dois programas de ALF. As crianças foram avaliadas aos 3 e 5 anos de idade, tendo sido usados testes estandardizados para o efeito. Os principais achados do estudo foram: a) o total de horas de serviços ALF não serve como preditor dos resultados de fala e linguagem aos 5 anos de idade; b) a identificação precoce da perda auditiva, a amplificação precoce e a inclusão precoce em um programa de ALF foram fatores altamente influentes que afetaram os resultados de fala e linguagem aos 3 e 5 anos de idade; c) o quociente de inteligência (QI) não verbal e os níveis de escolaridade materna também influenciam os resultados de fala e linguagem; d) crianças com acesso precoce à tecnologia auditiva e à intervenção de ALF podem precisar de menos horas destes serviços para alcançar resultados de fala e linguagem adequados à idade; e) no geral, as crianças de ambos os programas ALF obtiveram resultados de fala e linguagem adequados à idade até os 5 anos de idade.

Rosenzweig *et al.* (2022) afirmam que crianças com S/PAP que recebem ALF podem desenvolver competências de audição e linguagem oral em múltiplas línguas, quando dotadas de estratégias e apoios apropriados. Segundo as autoras, a intervenção precoce deve ser culturalmente ajustada e centrada na família, em colaboração com intérpretes e intermediadores culturais e com apoio dos recursos comunitários, principalmente os específicos da cultura da família. Esses pontos aliados à avaliação constante do progresso da criança e da família e à autoavaliação profissional, os terapeutas AV podem ajudar estas crianças com S/PAP, multilíngues e suas famílias a alcançarem seu potencial de comunicação no(s) idioma(s) que são importantes para eles.

---

[3] Audição e Linguagem Falada Terapia Auditiva-Verbal.

Detecção, Diagnóstico e Intervenção Precoce de Crianças com S/PAP: Facilitadores e Barreiras

Programas de detecção, diagnóstico e intervenção precoce, bem estruturados e delineados, centrados na família, são fundamentais para o sucesso das crianças com S/PAP. O Joint Committee on Infant Hearing (JCIH)[4] e o Family-Centered Early Intervention of Deaf and Hard of Hearing (FCEI-DHH)[5] são duas iniciativas que, juntas, servem de referência para as melhores práticas na investigação clínica e educacional, bem como no desenvolvimento de linhas de ação baseadas em evidências.

O JCIH oferece diretrizes para programas de detecção e intervenção precoce de crianças com S/PAP (JCHI, 2019), tal como já exposto no Capítulo 1. Esse comitê recomenda que programas que atingem o referencial 1-3-6 (triagem auditiva neonatal concluída em até 1 mês de idade da criança, diagnóstico audiológico em até 3 meses, e ingresso em intervenção precoce em até 6 meses) (JCIH, 2013) devem se esforçar para cumprir um cronograma de 1-2-3 meses.

O FCEI-DHH é um consenso internacional sobre melhores práticas em intervenção precoce centrada na família, formado por profissionais renomados de múltiplas disciplinas, pais de crianças com S/PAP e indivíduos com S/PAP. Em 2013, o FCEI-DHH identificou e publicou 10 princípios baseados em evidências para orientar a intervenção precoce centrada na família de crianças com S/PAP (Moeller et al., 2013). Recentemente o FCEI-DHH publicou uma série de 8 artigos (Journal of Deaf Education and Deaf Studies, 2024) nos quais os 10 princípios de intervenção são revistos à luz de novos conhecimentos e evidências e após anos de trabalho experimental colaborativo entre profissionais e famílias. Os 10 princípios apresentam os seguintes enfoques:

- Garantir que as crianças que têm S/PAP e suas famílias possam acessar apoios de intervenção precoce e que o apoio fornecido seja centrado na família (Princípios 1-2).
- Oferecer orientação para intervenção precoce centrada na família e apoio para crianças que têm S/PAP e suas famílias (Princípios 3-6).
- Enfatiza a importância de ter 1) profissionais de intervenção precoce altamente treinados, 2) trabalho colaborativo, 3) acompanhamento do progresso das crianças por meio da avaliação do desenvolvimento e 4) monitoramento do progresso para melhorar continuamente os serviços e sistemas onde estão inseridos (Princípios 7-10).

A TAV, como apresentado no Capítulo 1, é fundamentada nessas recomendações e melhores práticas internacionais.

---

[4] Comitê Conjunto na Audição na Criança.
[5] Painel Internacional de Intervenção Precoce Centrado nas Famílias de Crianças com S/PAP.

Um estudo que tem sido apontado como um dos mais robustos em relação aos seus achados é o estudo de base populacional *Longitudinal Outcomes of Children with Hearing Impairment* (LOCHI),[6] que reúne os resultados de 470 crianças nascidas com perda auditiva entre 2002 e 2007, seguidas em 3 centros de intervenção precoce na Austrália (Nova Gales do Sul, Victoria e Queensland). Estas crianças receberam AASI ou IC até os 3 anos de idade. Os principais achados referem que quanto mais precoce é a colocação da tecnologia auditiva, melhores são os resultados na fala, na linguagem e no desempenho funcional das crianças. A melhor percepção da fala também foi associada a melhor linguagem e maiores habilidades cognitivas. O melhor desenvolvimento psicossocial foi associado com melhor linguagem e desempenho funcional. O maior nível de escolaridade materna também foi associado a melhores resultados. Interessante também neste estudo foi a inclusão de análises qualitativas das perspectivas dos pais, alinhadas com os Princípios da TAV, através de um questionário semi-estruturado. Os pais perceberam que eram figuras centrais na intervenção e responsáveis pelos resultados obtidos com suas crianças. Em vários papéis percebidos, os pais verificaram a importância em terem em mente o desenvolvimento da linguagem da sua criança nas atividades de vida diária e também advogarem pelas suas necessidades.

Além de estarem bem informados sobre as diretrizes, recomendações e as vantagens da detecção e intervenção precoce das crianças com S/PAP, os profissionais e as famílias que eles servem devem também estar conscientes das barreiras que podem encontrar e no acesso precoce e oportuno a serviços e atuar em conformidade. Fulcher, Purcell, Baker & Munro (2015), estudando crianças com S/PAP de graus severo a profundo, com identificação e amplificação precoces e início da intervenção em TAV antes dos 6 meses de idade, identificaram barreiras que impactam o seu desenvolvimento como viverem em áreas rurais/remotas, a falta de experiência e confiança dos profissionais na prestação de serviços de intervenção a crianças com menos de 6 meses de idade e famílias e terapeutas que falam línguas diferentes. Os estudos de Dew *et al.* (2013) e Fulcher *et al.* (2015) também descrevem como um desafio relevante o limitado acesso a fonoaudiólogos em áreas rurais com experiência no tratamento de crianças com S/PAP. Colletti, Mandala, Shannon & Colletti (2011) mostram evidências que sugerem que a cada ano após o nascimento em que o IC em crianças com S/PAP é adiado, há um encargo financeiro substancialmente maior para a família, o sistema educacional e de saúde. Os resultados dos estudos de Tolan *et al.* (2017) mostram que apesar do desempenho igual nos limiares auditivos da audiometria tonal após o IC, as crianças com seguro privado apresentaram melhor

---

[6] Resultados Longitudinais de Crianças com Deficiência Auditiva.

proficiência em testes de reconhecimento de sons (p. ex., teste dos 6 Sons de Daniel Ling: "Ling-6") do que os beneficiários com seguro público. O estudo controlou a idade do paciente, a técnica de inserção do IC, o tempo de uso do IC e o número de sessões de terapia. A análise revelou que o *status* do plano de saúde é a variável independente associada a escores inadequados de discriminação do Ling-6. O estudo conclui que apesar dos escores iguais de detecção de fala, os receptores de implante coclear com seguro público tiveram um atraso significativo e crítico em atingir a proficiência em uma medida fundamental de reconhecimento e imitação de sons.

Muitas crianças com S/PAP não têm acesso a planos educacionais individuais tanto no contexto da escola pública como privadas (Hensley & Hansen, 2022). As crianças com S/PAP e suas famílias enfrentam obstáculos importantes no acesso aos serviços necessários, como má comunicação dos resultados da triagem auditiva, atrasos importantes no primeiro diagnóstico e tratamento da perda auditiva, inconsistências nas informações de saúde dos prestadores de cuidados primários e falta de recursos locais, um acesso inadequado à alfabetização durante as atividades pré-escolares e a falta de colaboração com educadores especiais nas escolas regulares (Puyaltó, Gaucher & Beaton, 2018).

De acordo com os estudos de Wood *et al.* (2008), alguns pais têm experiências negativas em relação ao acesso limitado a serviços de apoio, auxílio no pagamento dos custos de tecnologias auditivas, terapias, programas de intervenção precoce e outras assistências necessárias. Também referem que, em alguns casos, os pais têm de defender o direito de acesso às opções de comunicação desejadas para suas crianças e a colaboração com os profissionais no processo de tomada de decisão. Segundo Flaherty (2015), pais identificam como barreiras experienciadas: pouca informação recebida no momento do diagnóstico sobre a surdez da criança, bem como dificuldades na escolha de língua oral ou de sinais, educação regular ou especial para surdos e identidade com a comunidade ouvinte ou surda. Já no estudo de Dionne *et al.* (2006), os pais de crianças com S/PAP relatam diferentes barreiras, como as longas listas de espera para receber os serviços e auxílios necessários (p. ex., apoio psicológico à família, consultas de outras especialidades e suporte psicopedagógico) e a falta de especialistas para crianças com S/PAP (como médicos, fonoaudiólogos ou terapeutas ocupacionais). Eles vivenciam ainda a mudança contínua de profissionais relevantes, a falta de atividades organizadas para as crianças, bem como a escassa informação sobre todos os serviços disponíveis. Por último, Melo *et al.* (2022) referem que, à data, não havia número suficiente de certificados em TAV com Especialização em Audição e Linguagem Falada (EALF) para atender às necessidades das famílias em todo o mundo. A larga maioria dos profissionais AV certificados estava em países anglófonos como os Estados Unidos da América, seguido pelo

Canadá, Austrália e Inglaterra, que, juntos, representam 93% do total mundial de profissionais EALF certificados em TAV. Muitos países, especialmente aqueles com maior prevalência de perda auditiva infantil, não possuem um número suficiente de profissionais altamente qualificados para apoiar o desenvolvimento de TAV em crianças com S/PAP. O Capítulo 3 apresenta informações detalhadas sobre a EALF Certificação AV e o número atual de profissionais AV certificados em todo o mundo.

Os Quadros 2-1 e 2-2 endereçam, respectivamente, alguns dos exemplos de barreiras e desafios encontrados por pais de crianças com S/PAP e possíveis alternativas para minimizá-los e gerenciá-los.

Quadro 2-1. Exemplos de Barreiras e Desafios Encontrados por Pais de Crianças com S/PAP que Desejam que Elas Aprendam a Ouvir e a Falar

- Má comunicação dos resultados da triagem auditiva.
- Limitada oferta de serviços de detecção, diagnóstico e intervenção precoces e oportunas em áreas rurais e/ou remotas.
- Pouca informação recebida após o diagnóstico.
- Alto custo (e limitado suporte) das tecnologias auditivas.
- Longas listas de espera para receber a intervenção precoce ou oportuna: tecnologia auditiva e serviços de terapia.
- Atraso no recebimento de tecnologias auditivas que proveem acesso ideal a todos os sons de fala.
- Alta rotatividade de profissionais relevantes da equipe da criança.
- Limitada ou ausência de experiência e confiança dos profissionais na prestação de serviços de intervenção às crianças com:
  - Menos de 6 meses de idade
  - Surdez ou perda auditiva permanente
- Famílias e terapeutas que falam línguas diferentes.
- Escassa informação sobre os serviços disponíveis e como navegar no sistema para utilizar os serviços que as crianças e famílias têm à disposição.
- Limitado ou ausência de planos educacionais individuais na escola.
- Limitada ou ausência de trabalho colaborativo entre todos os membros da equipe da criança.
- Acesso a um serviço rápido de internet e aos dispositivos tecnológicos para efetuar sessões por teleatendimento.
- Falta de conhecimento ou confiança das famílias e cuidadores em usar a tecnologia necessária ao teleatendimento.

Quadro 2-2. Exemplos de Alternativas que Profissionais AV Oferecem para Endereçar os Desafios Encontrados por Pais de Crianças com S/PAP que Desejam que Elas Aprendam a Ouvir e a Falar

- Apoiar o aumento do número de serviços de identificação, diagnóstico e intervenção precoces e oportunos em áreas rurais e/ou remotas.
- Oferecer o suporte necessário aos serviços de identificação, diagnóstico e intervenção para que ofereçam a profissionais qualificados treinamento sobre serviços centrados na família e como facilitar uma comunicação sensível, empática e respeitosa com os pais e cuidadores.
- Apoiar e facilitar a formação, capacitação, pós-graduação, e mentoria de fonoaudiólogos que desejam aprofundar seus conhecimentos em TAV e/ou tornarem-se um Especialista em Audição e Linguagem Falada Terapeuta Auditivo-Verbal Certificado.
- Oferecer serviços híbridos de teleatendimento seguindo as diretrizes e recomendações de boas práticas da região/país.
- Criar parcerias com comunidades locais (p. ex., escolas, universidades, bibliotecas e centros comunitários) onde o acesso à internet e a tecnologia necessária são gratuitos para famílias com limitados recursos que se beneficiam do teleatendimento.
- Criar parcerias com universidades locais e internacionais (p. ex., estudos multicêntricos) a fim de expandir o desenvolvimento de pesquisas científicas e o desenvolvimento de evidências que fundamentam os serviços de intervenção precoce e advogam por aumento de recursos aos órgãos competentes.
- Desenvolver com as famílias e demais membros da equipe da criança um plano de intervenção com objetivos, estratégias, recomendações e encaminhamentos a serem revistos semestralmente.
- Facilitar junto às famílias um trabalho colaborativo com todos os membros da equipe da criança encorajando a capacitação, o crescimento e o desenvolvimento interprofissional.
- Através de organizações de pais e profissionais, advogar por apoio de empresas e governos locais para a disponibilidade de tecnologias auditivas de ponta com preços acessíveis ou cobertos pelo sistema de saúde pública ou companhias de seguro de saúde.
- Facilitar acesso a intérpretes que permitam uma comunicação eficaz entre famílias, o terapeuta AV e demais profissionais da equipe da criança que falam línguas diferentes.

CONSIDERAÇÕES FINAIS

A TAV é internacionalmente vista como uma abordagem possível e desejada por pais de crianças com S/PAP de diversas realidades e culturas. Os estudos retrospectivos e longitudinais mencionados neste capítulo revelaram melhorias estatisticamente significativas tanto na linguagem expressiva quanto na compreensão auditiva de crianças que receberam TAV. Eles também apontam a falta de estudos bem controlados que abordem o uso de TAV, no entanto, a falta destes estudos não nos impede de concluir que a TAV é uma intervenção eficaz na habilitação de crianças usuárias de tecnologia auditiva. Referem também a importância de atender às necessidades específicas de cada família, o conhecimento das barreiras e facilitadores que podem condicionar de forma impactante o sucesso da intervenção e o envolvimento ativo da família na TAV. Estas publicações reforçam a prática embasada em e informada por evidências dos profissionais TAV e das famílias de crianças com S/PAP, e funcionam como munição de argumentos sólidos para escolhas informadas e advocacia pelos direitos das crianças. Pais com esta base de evidência e conhecimento podem afirmar com mais convicção de que a sua criança é capaz de desenvolver suas potencialidades de forma equiparada com seus pares ouvintes.

> *A base de evidências para a eficácia da abordagem em terapia auditiva-verbal está crescendo com mais pesquisas sendo publicadas a cada ano. (...) Apoiar as crianças e suas famílias através do suporte especializado de profissionais auditivo-verbais certificados para facilitar o desenvolvimento de habilidades de fala, linguagem e alfabetização adequadas à idade em crianças com S/PAP continua a ser validado por pesquisas independentes (Auditory Verbal UK, 2023).*

PERGUNTAS QUE PROVOCAM ESTUDO E REFLEXÃO

- Por que o terapeuta AV necessita das evidências científicas para basear e informar sua reflexão e atuação colaborativa e centrada na família?
- Por que a TAV é uma abordagem possível para tantas crianças com S/PAP e desejável por pais e cuidadores que objetivam que elas desenvolvam a fala, a linguagem, a cognição e a alfabetização através da audição com o auxílio de tecnologias auditivas?
- Quais são as variáveis encontradas na abordagem AV que facilitam o sucesso do desenvolvimento da comunicação de crianças com S/PAP e desafios adicionais?
- Quais os fatores que mais impactam os resultados de uma intervenção em TAV, caso esta não se inicie em fase precoce e oportuna?

REFERÊNCIAS BIBLIOGRÁFICAS

AUDITORY VERBAL UK. Auditory Verbal Therapy Position Paper. Set/2023. Disponível em: https://www.avuk.org/auditory-verbal-therapy-position-paper#C. Acesso em: 27 mar. 2024.

BINOS, P.; NIRGIANAKI, E.; PSILLAS, G. How Effective Is Auditory–Verbal Therapy (AVT) for Building Language Development of Children with Cochlear Implants? A Systematic Review. **Life**, v. 11, n. 3, p. 239, 2021.

COLLETTI, L.; MANDALA, M.; SHANNON, R. V.; COLLETTI, V. Estimated net saving to Society from cochlear implantation in infants: a preliminary analysis. **Laryngoscope**, v. 121, n. 11, p. 2455-60, 2011.

DAMMEYER, J.; OHNA, S. E. Changes in educational planning for deaf and hard of hearing children in scandinavia over the last three decades. **Scandinavian Journal of Disability Research**, v. 23, n. 1, p. 114-23, 2021.

DEW, A.; BULKELEY, K.; VEITCH, C.; BUNDY, A.; GALLEGO, G.; LINCOLN, M. et al. Addressing the barriers to accessing therapy services in rural and remote areas. **Disabil Rehabil**, v. 35, n. 18, p. 1564-70, 2013.

DIONNE, C.; ROUSSEAU, N.; DROUIN, C.; VÉZINA, C.; MCKINNON, S. Expérience des familles dont un enfant présente une incapacité: perceptions et besoins actuels. **Service Social**, v. 52, n. 1, p. 65-77, 2006.

ERIKS-BROPHY, A.; GANEK, H.; DUBOIS, G. Evaluating the research examining outcomes of Auditory-Verbal Therapy: moving from Evidence-Based to Evidence-Informed Practice. *In:* ESTABROOKS, W.; MACIVER-LUX K.; MORRISON, H. M. (Eds.). **Auditory-Verbal Therapy: Science, Research, and Practice**. San Diego: Plural Publishing Inc, 2020.

ESTABROOKS, W.; MACGYVER-LUX, K.; RHOADES, E. (Eds.). **Auditory- Verbal Practice** – for young children with hearing loss, and their families, and the practitioners who guide them. San Diego: Plural Publishing, 2016.

FLAHERTY, M. What we can learn from hearing parents of deaf children. **Australasian Journal of Special Education**, v. 39, n. 1, p. 67-84, 2015.

FLEXER, C.; WOLFE, J. Auditory brain development and auditory-verbal therapy. *In:* ESTABROOKS, W.; MACIVER-LUX, K.; MORRISON, H. M. (Eds.). **Auditory-verbal therapy**: science, research, and practice. San Diego: Plural Publishing, Inc, 2020.

FULCHER, A.; PURCELL, A. A.; BAKER, E.; MUNRO, N. Listen up: Children with early identified hearing loss achieve age-appropriate speech/language outcomes by 3 years-of-age. **Int J Pediatr Otorhinolaryngol**, v. 76, p. 1785-94, 2012.

FULCHER, A. N.; PURCELL, A.; BAKER, E.; MUNRO, N. Factors influencing speech and language outcomes of children with early identified severe/profound hearing loss: Clinician-identified facilitators and barriers. **Int J Speech Lang Pathol**, v. 17, n. 3, p. 325-33, 2015.

HENSLEY, P.; HANSEN, M. Students with hearing loss need individualized support, access to Deaf community. The Brookings Institution, 2022. Disponível em: https://www.brookings.edu/articles/students-with-hearing-loss-need-individualized-supportaccess- to-deaf-community/

HITCHINS, A.; HOHAN, S. Outcomes of early intervention for deaf children with additional needs following an Auditory Verbal approach to communication. **International Journal of Pediatric Otorhinolaryngology**, v. 115, p. 125-32, 2018.

JACKSON, C. W.; SCHATSCHNEIDER, C. Rate of language growth of children with hearing loss in an auditory-verbal early intervention program. **Am Ann Deaf**, v. 158, p. 539-54, 2014.

JOINT COMMITTEE ON INFANT HEARING (JCIH). Supplement to the JCIH 2007 position statement: principles and guidelines for early intervention after confirmation that a child is deaf or hard of hearing. **Pediatrics**, v. 131, n. 4, p. e1324-e1349, 2013.

JOINT COMMITTEE ON INFANT HEARING (JCIH). Year 2019 Position Statement: Principles and Guidelines for Early Hearing Detection and Intervention Programs. JEHDI. 2019;4(2):1-44. Disponível em: https://digitalcommons.usu.edu/cgi/viewcontent. cgi?article=1104&context=jehdi.

JOURNAL OF DEAF EDUCATION AND DEAF STUDIES. Special Issue: Family-Centered Early Intervention Deaf/Hard of Hearing (FCEI-DHH). 2024 Feb;29(SI). Disponível em: https://academic.oup.com/jdsde/issue/29/SI.

MELO, M. E.; SOMAN, U.; VOSS, J.; HINOJOSA VALENCIA, M. F.; NOLL, D.; CLARK, F. et al. Listening and spoken language specialist auditory–verbal certification: self-perceived benefits and barriers to inform change. **Perspectives of the ASHA Special Interest Groups**, v. 7, n. 6, p. 1828-52, 2022.

MOELLER, M. P.; CARR, G.; SEAVER, L.; STREDLER-BROWN, A.; HOLZINGER, D. Best practices in familycentered early intervention for children who are deaf or hard of hearing: Na international consensus statement. **Journal of Deaf Studies and Deaf Education**, v. 18, n. 4, p. 429-55, 2013.

NEVO, I.; SLONIM-NEVO, V. The myth of evidence-based practice: towards evidenceinformed practice. **British Journals of Social Work**, v. 41, n. 6, p. 1176-97, 2011.

PERCY-SMITH, L.; TØNNING, T. L.; JOSVASSEN, J. L.; MIKKELSEN, J. H.; NISSEN, L.; DIELEMAN, E. et al. Auditory verbal habilitation is associated with improved outcome for children with cochlear implant. **Cochlear Implants International**, v. 19, n. 1, p. 38-45, 2018.

PUYALTÓ, C.; GAUCHER, C.; BEATON, A. M. Is the right to access to the services and supports ensured for the deaf and hard-of-hearing children? An ethnographic study based on the experience of hearing parents. **Societies**, p. 8:53, 2018.

ROSENZWEIG, E. A.; VOSS, J. M.; MELO, M. E.; VALENCIA, M. F. Family-centered intervention for deaf and hard of hearing multilingual learners. In: MUSYOKA, M (Ed.). Deaf education and challenges for bilingual/multilingual students. IGI Global, p. 225-45, 2022.

SAHLI, A. S. Developments of children with hearing loss according to the age of diagnosis, amplification, and training in the early childhood period. **Eur Arch Otorhinolaryngol**, v. 276, p. 2457-63, 2019.

THOMAS, E. S.; ZWOLAN, T. A. Communication mode and speech and language outcomes of young cochlear implant recipients: A comparison of auditory– verbal, oral communication, and total communication. **Otology & Neurotology**, v. 40, n. 10, p. e975-e983, 2019.

TOLAN, M.; SERPAS, A.; MCELROY, K.; CRAUN, P.; WILLIAMS, C.; REILLY, B. K. et al. Delays in sound recognition and imitation in underinsured children receiving cochlear implantation. **JAMA Otolaryngol Head Neck Surg**, v. 143, n. 1, p. 60-4, 2017.

WOLFE, J.; DEROCHE, M.; NEUMANN, S.; HANNA, L.; TOWLER, W.; WILSON et al. Factors Associated with Speech-Recognition Performance in School-Aged Children with Cochlear Implants and Early Auditory-Verbal Intervention. **J Am Acad Audiol**, v. 32, n. 7, p. 433-44, 2021.

WOOD, C.; TRAUB, R. J.; TURNBULL, A. P. Parents' experiences with childhood deafness. **Commun Disord Q**, v. 29, p. 82-98, 2008.

ESPECIALIZAÇÃO EM AUDIÇÃO E LINGUAGEM FALADA CERTIFICAÇÃO EM TERAPIA AUDITIVA–VERBAL

Mariana Cardoso Guedes ▪ Pedro Brás da Silva
Maria Emília de Melo

INTRODUÇÃO

Este capítulo descreve o que é um Especialista em Audição e Linguagem Falada (EALF), nas suas duas dimensões de certificação, terapeuta auditivo-verbal (AV) e educador AV. Também tem como objetivo esclarecer o leitor acerca dos requisitos mínimos e o passo a passo para a certificação através da AG Bell Academy for Listening and Spoken Language[1] (a ser referida como AG Bell Academy) e dos domínios do conhecimento necessários à certificação e manutenção da mesma. Ademais, o capítulo apresenta a importância deste processo para garantir a excelência nos serviços oferecidos às famílias de crianças com surdez ou perda auditiva permanente (S/PAP), usuárias de tecnologia auditiva, cujos pais desejam que elas usem a audição como meio primordial para poder desenvolver a linguagem oral e outras áreas do desenvolvimento infantil.

AG BELL ACADEMY E A SUA MISSÃO

A AG Bell Academy foi fundada em 2005, sendo uma corporação subsidiária, governada de forma independente, da AG Bell Association for the Deaf and Hard of Hearing[2] (a ser referida como AG Bell Association), com sede em Washington DC, Estados Unidos da América (EUA). A missão da AG Bell Academy é garantir que as crianças com S/PAP e suas famílias tenham acesso a serviços de intervenção precoce realizados por profissionais experientes, qualificados e credenciados como terapeutas auditivos–verbais (AG Bell Academy, 2022a; Estabrooks, 2006). A visão de futuro da AG Bell Academy é a de que todas as crianças com S/PAP e suas famílias tenham acesso a um especialista

---
[1] Academia Alexander Graham Bell para a Audição e a Linguagem Falada.
[2] Associação Alexander Graham Bell para Surdos e Deficientes Auditivos.

certificado na região em que moram para que recebam serviços voltados ao desenvolvimento da audição e linguagem oral de um profissional competente e fluente do ponto de vista linguístico e cultural (AG Bell Academy, 2022a).

A AG Bell Academy também trabalha para aumentar o número de profissionais AV certificados em todo o mundo, identificados pelas credenciais LSLS Cert. AVT®[3] e LSLS Cert. AVEd®[4] (AG Bell Academy, 2022; Kendrick & Smith, 2017). Segundo Gayla Guignard, Diretora de Estratégia (Chief Strategy Officer) da AG Bell Association (comunicação pessoal em 20 de maio de 2024), o número atual de profissionais AV certificados é de 1.133 em todo o mundo. A distribuição de profissionais EALF é de 746 terapeutas AV e de 387 educadores AV. Os profissionais EALF que atualmente exercem a sua prática nos EUA são 785 e nos demais países 348. A Figura 3-1 mostra a distribuição do número de profissionais EALF globalmente, com dados de maio de 2024.

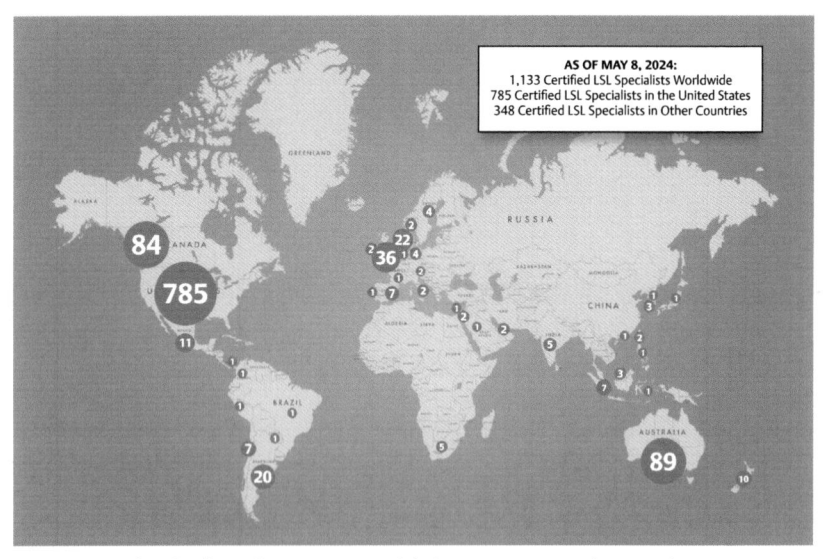

Fig. 3-1. Distribuição de profissionais EALF, globalmente, em maio de 2024. (Imagem gentilmente cedida por Gayla Guinard, *Chief Strategy and Programs Officer*, AG Bell Association.)

---

[3] Listening and Spoken Language Specialist Certified Auditory-Verbal Therapist (LSLS Cert. AVT®) - Especialistas em Audição e Linguagem Falada Certificado Terapeuta Auditivo-Verbal (EALF Cert. TAV).

[4] Listening and Spoken Language Specialist Certified Auditory-Verbal Educator (LSLS Cert. AVEd®) - Especialista em Audição e Linguagem Falada Educador Auditivo-Verbal (EALF Cert. EdAV).

Por fim, a AG Bell Academy é também responsável por administrar e validar programas internacionais de educação continuada para EALF certificados terapeutas AV (AG Bell Academy, 2022b; Kendrick & Smith, 2017) e em processo de conquistar a especialização e certificação, indispensáveis à formação e à atualização contínuas.

SEMELHANÇAS E DIFERENÇAS ENTRE UM ESPECIALISTA EM AUDIÇÃO E LINGUAGEM FALADA (EALF) CERTIFICADO TERAPEUTA AUDITIVO-VERBAL E EDUCADOR AUDITIVO-VERBAL

A prática AV promove o desenvolvimento da audição e da linguagem oral em bebês e crianças com S/PAP, através da intervenção precoce, usando a mais adequada e avançada tecnologia auditiva e garantindo que os pais/cuidadores sejam os principais modelos, os agentes de mudança e facilitadores do desenvolvimento natural da linguagem. Para suportar esse processo, a AG Bell Academy desenvolveu procedimentos e protocolos específicos (Kendrick & Smith, 2017) por ser a única instituição no mundo que oferece a EALF certificação AV. A AG Bell Academy também disponibiliza ferramentas variadas para que ambos, mentores e mentorandos, possam apoiar o seu estudo e prática clínica ao longo do processo de certificação, que iremos detalhar mais adiante neste capítulo.

Nos países em que suas legislações profissionais permitem, qualquer profissional que tenha tido formação de base nas áreas da Educação e Fonoaudiologia[5] pode candidatar-se a ser um EALF. Para conquistar estas credenciais, este profissional precisa preencher os requisitos de elegibilidade (incluindo passar no exame final de certificação) para a EALF certificação AV, que serão descritos mais adiante neste capítulo.

A prática AV envolve a terapia AV (TAV) e a educação AV (EdAV) (Hlady-MacDonald 2012). A certificação tem duas designações: especialização em audição e linguagem falada certificação em terapia auditiva-verbal (EALF Cert. TAV)[6] ou em educação auditiva-verbal (EALF Cert. EdAV)[7]. Ambas as certificações garantem às famílias que o profissional demonstrou com sucesso ter as competências, o conhecimento e a prática necessários para orientá-los no desenvolvimento da audição e linguagem oral de sua criança com S/PAP. Além disso, os profissionais são guiados pelos Princípios de Comportamento

---

[5] Em alguns países da língua portuguesa, como Portugal e Angola, a fonoaudiologia são duas profissões distintas: Terapia da Fala e Audiologia.
[6] *Listening and Spoken Language Specialist Certified Auditory-Verbal Therapist* (LSLS Cert. AVT®).
[7] *Listening and Spoken Language Specialist Certified Auditory-Verbal Educator* (LSLS Cert. AVEd®).

Profissional e Regras de Conduta da AG Bell Academy (AG Bell Academy, 2022c), que podem ser encontrados na íntegra na página da web https://agbellacademy.org/wp-content/uploads/2019/01/Academy-Code-of-Conduct.pdf. Os Quadros 3-1 e 3-2 resumem as similaridades e diferenças entre um terapeuta AV e um educador AV.

Nos países de língua portuguesa, por exemplo, no Brasil e Portugal, não há a possibilidade de educadores/professores certificarem-se como EALF Cert. EdAV pelo fato de não existir um curso de graduação para a formação de professores de crianças S/PAP especificamente, devendo o profissional da pedagogia fazer uma especialização em educação especial e que envolve também outros tipos de desafios e perfis das crianças, não exclusivos a S/PAP. Nesses países, apenas fonoaudiólogos podem oferecer a terapia individualizada para famílias e suas crianças com S/PAP e certificar-se como terapeuta AV. Tal realidade contrasta com outros países como Austrália, Canadá, EUA, e Reino Unido, assim como países de língua hispânica, que têm ofertas de formação universitárias específicas para formar profissionais que desejam aderir aos princípios de atuação EALF como EdAV certificado. Também há uma diferença na formação universitária de base dos profissionais qualificados como terapeutas AV, entre os países da língua portuguesa. No Brasil, o fonoaudiólogo

Quadro 3-1. Similaridades entre um Terapeuta AV e um Educador AV (AG Bell Academy, 2022b; Kendrick & Smith, 2017; Hlady-MacDonald, 2012)

- Promovem o diagnóstico precoce e o desenvolvimento da audição e da linguagem oral de bebês e crianças com S/PAP, através da intervenção precoce, usando a mais adequada e avançada tecnologia auditiva, garantindo que os pais/cuidadores sejam os facilitadores do desenvolvimento da criança.
- Título de Especialização em Audição e Linguagem Falada e Certificação oferecida pela AG Bell Academy.
- Fonoaudiólogo, terapeuta de fala ou audiologista podem obter essa certificação.
- Seguem princípios da prática, procedimentos, protocolos e "Princípios de Comportamento Profissional e Regras de Conduta" da AG Bell Academy.
- Obtêm informação diagnóstica crítica e detalhada em várias áreas do desenvolvimento da criança, que ajudam na identificação e desenvolvimento de objetivos com base nas competências de desenvolvimento típico.
- A intervenção tem uma base na hierarquia do desenvolvimento típico e não remediativa.
- Dão suporte e recomendações de adaptações e estratégias junto aos profissionais e alunos no âmbito escolar.
- O modelo de serviço centrado na família pode ser presencial ou por teleatendimento.
- Guiam e instruem os pais/cuidadores a gerenciar os contextos acústicos nas atividades de vida diária.
- Promovem a educação em escolas regulares em salas com pares ouvintes para os alunos com S/PAP.

Quadro 3-2. Diferenças entre um Terapeuta AV e um Educador AV (AG Bell Academy, 2022b; Kendrick & Smith, 2017; Hlady-MacDonald, 2012)

TAV	EdAV
■ Elegibilidade e processo de certificação particular a credencial. ■ Terapia individual com pais/cuidadores presentes. ■ Promove a discussão e a elaboração conjunta dos objetivos junto às famílias para a facilitação do desenvolvimento da comunicação, linguagem e fala nos contextos de vida diária da criança com S/PAP.	■ Elegibilidade e processo de certificação particular a credencial. ■ Terapia individual ou grupal. ■ Oferece serviços no contexto escolar, de apoio e intervenção intensiva aos profissionais dessa comunidade. ■ A presença dos pais em contexto de sessão do educador AV não é obrigatória, pelo que o profissional deve sempre assegurar vias de comunicação eficazes com a família ao longo da intervenção. ■ Elabora os objetivos com o foco de promoção de competências para as aquisições/aprendizagens acadêmicas do aluno com S/PAP.

tem uma formação universitária de base que lhe permite atuar nas áreas da Audiologia e Terapia da Fala/Linguagem (Conselho Federal de Fonoaudiologia, 1981). Em Portugal, o terapeuta da fala é o profissional que trabalha diretamente com as famílias e as crianças com S/PAP num contexto terapêutico individualizado, enquanto o audiologista é o profissional cujo escopo da prática se concentra na avaliação audiológica e seleção, indicação e programação da tecnologia auditiva (Diário da República, 2017).

A RELEVÂNCIA EM SER UM ESPECIALISTA EM AUDIÇÃO E LINGUAGEM FALADA TERAPEUTA AUDITIVO-VERBAL CERTIFICADO

Em muitos países os fonoaudiólogos e/ou terapeutas da fala recebem uma formação ampla para prevenir, diagnosticar e intervir nos mais variados transtornos da comunicação, em todas as faixas etárias. Isso é excelente, mas ao se formar, o profissional tende a ter uma visão mais "generalista" (Rosenzweig, 2014). Nos programas de formação de base destes cursos, os estudantes têm experiência na prevenção, avaliação e tratamento dos transtornos da audição, que em algumas formações podem ser mais dedicadas a uma comunicação sinalizada e outras numa comunicação oral. Para as famílias que desejam que a sua criança com S/PAP venha a ouvir e falar é importante que compreendam a diferença entre estes profissionais "generalistas" e um EALF terapeuta AV. Uma diferença pertinente é que um EALF terapeuta AV necessita estudar e aprofundar-se em áreas de conhecimento adicionais ao seu curso de formação de base, como por exemplo acústica de fala, estilos de aprendizagem de adultos, *coaching* parental e intervenção centrada na família. Os EALF terapeutas AV passam por um longo processo de mentoria supervisionada, com horas de práticas AV documentadas e por um rigoroso exame de certificação EALF (Hlady-MacDonald, 2012; Rosenzweig, 2014), que iremos detalhar em seguida. Outra diferença relevante é que os fonoaudiólogos e/ou terapeutas da fala geralmente focam sua atenção na criança e traçam objetivos para mitigar as dificuldades de comunicação, linguagem e fala dela, e os pais/cuidadores podem ou não estar presentes na sessão; o EALF terapeuta AV foca e prioriza a sua intervenção nos pais/cuidadores, e as sessões são o local e o momento onde conhecem, aprendem e praticam as estratégias e técnicas AV de forma a poder usá-las durante a semana entre sessões, nas atividades de vida diária da criança com S/PAP. Para além dos objetivos que são traçados para a criança, com base na hierarquia conhecida no desenvolvimento típico, também o EALF terapeuta AV terá objetivos para os pais/cuidadores significativos (Hlady-MacDonald, 2012).

A especialização em audição e linguagem falada certificação em terapia auditiva–verbal (EALF Cert. TAV) é uma qualificação internacional que garante que o profissional é capacitado para oferecer a TAV e guiar pais e cuidadores para facilitar o desenvolvimento da linguagem falada de seus filhos com S/PAP por meio da audição. A certificação em TAV indica que o profissional está comprometido em oferecer um serviço exemplar às famílias que optam por usar a audição como meio primário para o desenvolvimento de outras habilidades de seus filhos e alcançou os mais altos padrões internacionais profissionais disponíveis na área. Receber a certificação em TAV significa que o profissional alcançou uma alta qualidade na educação, no conhecimento prático e na experiência e que o ele conduz a prática clínica da TAV de acordo com o Código de Conduta Profissional (Apêndice 3-1) e os Princípios de Prática da AG Bell Academy (Flexer, Goldberg, Moog, 2012).

Este papel é extremamente gratificante, pois um terapeuta AV dá aos pais a confiança de que o profissional é comprometido com o desenvolvimento máximo da comunicação e das habilidades sociais necessárias ao longo da vida para que a criança possa acessar toda a gama de oportunidades educacionais, sociais e vocacionais ao longo da vida.

Ter uma qualificação internacional significa que o profissional pode se relacionar e estudar com colegas em todo o mundo. A abordagem AV está bem estabelecida na América do Norte, Austrália, Dinamarca e Reino Unido e vem se consolidando também nos países da África, América Latina, Ásia e Europa, o que significa que, como EALF terapeuta AV, suas competências na aplicação de terapia e na formação de outros profissionais serão muito valorizadas (Beltrán e Valencia, 2022).

AQUISIÇÃO E MANUTENÇÃO DO TÍTULO DE ESPECIALISTA EM AUDIÇÃO E LINGUAGEM FALADA TERAPEUTA AUDITIVO-VERBAL CERTIFICADO (EALF TAV)

Para se tornar um terapeuta certificado em TAV, o profissional precisa atender uma série de requisitos de elegibilidade e passar por um processo de certificação que ocorre dentro de um período mínimo de 3 anos e máximo de 5 anos. No caso da certificação como terapeuta auditivo-verbal (EALF TAV), é necessário, inicialmente, ter um diploma de graduação em curso superior de Fonoaudiologia (no caso do Brasil) ou de Terapia da Fala (no caso de Portugal). Além da formação em curso superior, o profissional deverá passar por um processo de mentoria com um terapeuta já certificado e experiente na TAV ou EdAV, cumprir horas de estudo teórico, prática supervisionada, observação com outro profissional especialista certificado, demonstrar que realizou educação continuada, comprovando obtenção de unidades de educação continuada[8] (UECs) em cursos avaliados e aprovados pela AG Bell Academy e realizar um exame teórico por escrito em um centro oficialmente aprovado e credenciado pela AG Bell Academy.[9]

É importante ressaltar que a certificação tem validade por 2 anos e deve ser atualizada. Para manter a certificação como EALF, o terapeuta AV deve pagar a taxa anual de renovação e, bianualmente, comprovar um mínimo de UECs – atualmente são estabelecidos um mínimo de 15 unidades (AG Bell Academy, 2022b).

Os detalhes de todo o processo estão descritos detalhadamente no manual do candidato à certificação, disponível através do link https://agbellacademy.org/wp-content/uploads/2022/06/LSL-Certification-Handbook_2022_Final.pdf.

Atualmente a AG Bell Academy mantém o LSL Registry, uma plataforma para todos os interessados que desejam candidatar-se ao processo de certificação ou renovar o seu registro como Especialista em Audição e Linguagem Falada, disponível através do link na página da AG Bell Academy https://webportalapp.com/sp/login/agbell_primary_application. É importante ressaltar que o LSL Registry (disponível em https://agbellacademy.org/certification/lsl-registry) é uma plataforma digital para atividades relacionadas apenas com a certificação, permitindo que profissionais e funcionários da *AG Bell Academy* comuniquem, armazenem e enviem documentos relacionados com o processo. O LSL Registry não é um registro público ou lista de profissionais, portanto, não substitui o localizador profissional (*Locate a LSLS Directory*) da AG Bell Academy, disponível em *https://www.agbell.org/locateLSLS*, que é o banco de dados público de todos os profissionais certificados no mundo, disponíveis ou não a oferecer mentoria.

O primeiro passo para realizar a inscrição como candidato à certificação como EALF Cert. TAV pela AG Bell Academy é ter todos os seus documentos originais comprobatórios de formação acadêmica e de licença para exercer

---

[8] Continuing Education Units (CEUs).
[9] Distribuídos em vários países, incluindo Brasil e Portugal.

a fonoaudiologia/terapia da fala em seu país traduzidos para o inglês através de um tradutor juramentado, incluindo os diplomas de graduação e pós-graduação e o registro no conselho de classe, além de um comprovante de que o profissional está em dia com as suas obrigações legais. Além disso, para os profissionais que não se formaram nos EUA, será necessário comprovar a equivalência de titulação através de uma agência certificada e credenciada para este serviço. Existe uma lista de sugestões fornecidas pela AG Bell Academy, para obtê-la consulte o manual do candidato e o site da AG Bell Academy. Com todos estes documentos organizados, o profissional poderá iniciar o processo de inscrição fazendo o *upload* deles na plataforma LSL Registry e pagar a taxa necessária para dar entrada na sua candidatura.

- **Mentoria:** os candidatos devem trabalhar com um mentor que tenha as credenciais EALF Cert. TAV pela AG Bell Academy por pelo menos 3 anos. O papel do mentor é o de acompanhar o candidato ao longo de todo o processo de certificação. Uma lista de mentores do mundo todo pode ser encontrada no diretório da AG Bell Association com suas respectivas informações de contato, através do *link* https://www.agbell.org/locateLSLS, podendo, inclusive, selecionar os mentores de acordo com as línguas em que são fluentes, como a língua portuguesa. Os mentores seguem recomendações baseadas em evidências científicas que podem ser encontradas no "Guia do Mentor" e disponível através do *link*: https://agbellacademy.org/mentoring. O profissional pode ter o mesmo mentor durante todo o processo de certificação ou trocar de mentor, porém, é permitido apenas um mentor principal de cada vez. Além disso, são exigidas 20 horas registradas em vídeos de sua prática para avaliação formal pelo mentor.
- **Cartas de recomendação:** são necessárias duas cartas de recomendação de profissionais que descrevam as competências do profissional candidato. Também são necessárias duas cartas de recomendação de pais/cuidadores/familiares que descrevam uma sessão de TAV com o profissional candidato. Ambas as cartas precisam estar traduzidas oficialmente para o inglês ou espanhol (tradução juramentada).

Todos estes requisitos, ao serem cumpridos, devem ser registrados em protocolos específicos fornecidos pela AG Bell Academy e assinados pelo candidato e/ou mentor. Estes protocolos estão disponíveis para *download* no *site* da AG Bell Academy. Os formulários devem, então, ser carregados na plataforma do *LSL Registry*.

Por fim, é necessária uma nota de aprovação mínima no Exame de Certificação para EALF Cert. TAV. Os profissionais que buscam a certificação e que foram aceitos no Registro LSL podem realizar o Exame de Certificação EALF Cert. TAV a qualquer momento durante o processo de certificação de três a cinco anos. Caso um profissional seja reprovado na primeira tentativa de exame ou em qualquer tentativa subsequente, há um período de espera de três meses antes de se tornar elegível para refazer o exame. Uma vez cumpridos todos os requisitos de certificação, incluindo a aprovação no exame de certificação, o candidato poderá solicitar a concessão de sua designação de certificação no LSL Registry.

O exame abrange os nove domínios de conhecimento: (1) audição e tecnologia auditiva, (2) sistema auditivo, (3) comunicação e linguagem oral, (4) desenvolvimento infantil, (5) orientação/*coaching* para pais e cuidadores, (6) estratégias para o desenvolvimento da audição e linguagem falada, (7) história, filosofia e questões profissionais relacionadas à TAV, (8) educação e (9) iniciação à leitura e escrita (Fig. 3-2). O documento *Exam Blueprint* disponível para consulta no endereço: https://agbellacademy.org/wp-content/uploads/2018/12/LSLS-Certification-Exam-Blueprint_FINAL.pdf, reflete detalhadamente o conhecimento e as competências abrangentes necessárias para o exame e deve ser acessado como parte do estudo para o processo de certificação.

Informações e dicas de como se preparar para o exame de certificação podem ser encontrados no *link* https://agbellacademy.org/certification/become-a-lsl-specialist/exam-preparation/

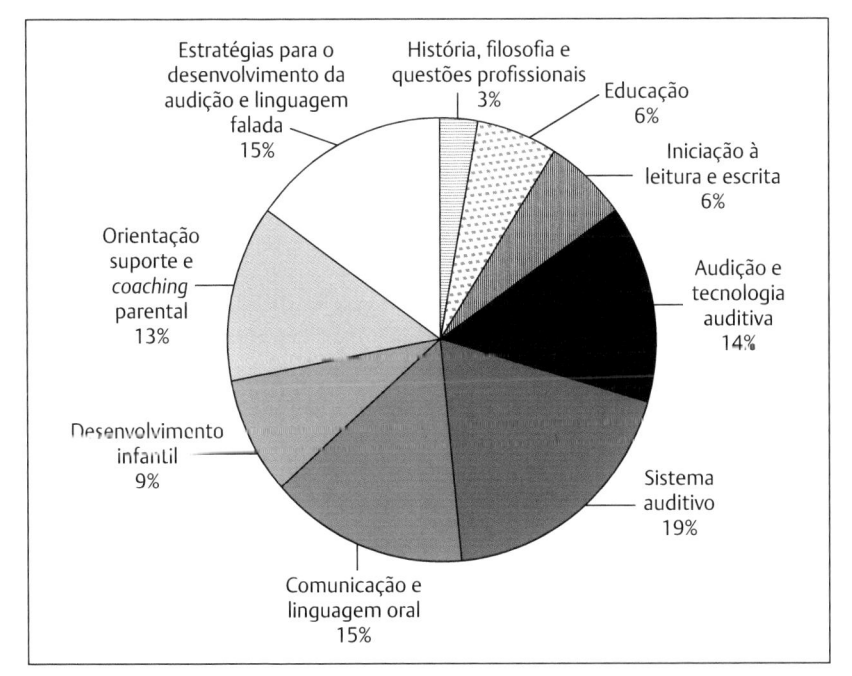

Fig. 3-2. Distribuição dos 9 domínios de conhecimento de um profissional EALF. (Fonte: https://agbellacademy.org/certification/lsls-domains-of-knowledge/.)

O exame de certificação EALF TAV é administrado em uma plataforma *web* segura que pode ser acessada em mais de 1.100 locais de teste em mais de 120 países incluindo Brasil e Portugal. Uma lista de centros de teste está disponível no website: http://www.kryteriononline.com/Locate-Test-Center. O Exame de Certificação EALF TAV/EdAV é atualmente oferecido apenas em inglês e espanhol. As taxas para o registro e para o exame são cobradas em dólares americanos e apresentam um valor diferenciado para quem é membro associado da AG Bell.

Perguntas sobre o processo para a certificação ou outras dúvidas devem ser encaminhadas à equipe da *AG Bell Academy* em academy@agbell.org (inglês) ou academia@agbell.org (espanhol). É fortemente recomendada a leitura completa e atenta do manual do candidato para todos os detalhes. Um *checklist* com todos os documentos e formulários necessários e a serem preenchidos é disponibilizada pela AG Bell Academy: https://agbellacademy.org/wp-content/uploads/2019/05/Written-Documents-Checklist.pdf. A lista encontra-se traduzida para a Língua Portuguesa no Apêndice 3-2.

CONSIDERAÇÕES FINAIS

O terapeuta auditivo-verbal certificado é um fonoaudiólogo ou terapeuta de fala que passou por 3 a 5 anos de treinamento de pós-graduação para se qualificar como especialista em audição e linguagem falada (EALF) pela AG Bell Academy for Listening and Spoken Language. A certificação e manutenção da mesma ajudam a garantir a excelência nos serviços TAV oferecidos às famílias de crianças com S/PAP, usuárias de tecnologia auditiva, cujos pais desejam que elas usem a audição como meio primordial para desenvolver a linguagem oral e outras áreas do desenvolvimento infantil.

PERGUNTAS QUE PROVOCAM ESTUDO E REFLEXÃO

- Quais são as principais diferenças e semelhanças entre um EALF Cert. TAV e EALF Cert. EdAV?
- Sendo já um fonoaudiólogo/terapeuta da fala no meu país de origem, o que preciso para iniciar o processo de candidatura para a Especialização em Audição e Linguagem Falada Certificação em Terapia Auditiva-Verbal (EALF Cert. TAV)?
- Por que me tornar um especialista em audição e linguagem falada certificado terapeuta auditivo-verbal? Quais vantagens essa certificação traz para a minha competência profissional e a qualidade dos serviços às crianças com S/PAP e suas famílias?
- Que vantagens trazem os cursos previamente aprovados pela AG Bell Academy para a aquisição e manutenção do título de Especialista em Audição e Linguagem Falada Terapeuta Auditivo-Verbal Certificado?

REFERÊNCIAS BIBLIOGRÁFICAS

AG BELL ACADEMY FOR LISTENING AND SPOKEN LANGUAGE. AG Bell Academy Certification Handbook. Washington DC, 2022b. Disponível em: https:// agbellacademy.org/wpcontent/ uploads/2022/06/LSL-Certification-Handbook_2022_Final.pdf.

AG BELL ACADEMY FOR LISTENING AND SPOKEN LANGUAGE. Listening and Spoken Language Specialist (LSLS) Mentor Guide. Washington DC, 2022a. Disponível em: https:// agbellacademy.org/wp-content/uploads/2022/06/LSLS-Mentor-Guide_2022_Final.pdf.

AG BELL ACADEMY FOR LISTENING AND SPOKEN LANGUAGE. The Professional Code: The AG Bell Academy Principles of Professional Behavior and the AG Bell Academy Rules of Conduct. Washington DC, 2022c. Disponível em: https://agbellacademy.org/wpcontent/ uploads/2019/01/Academy-Code-of-Conduct.pdf.

BÉLTRAN, L. F.; VALENCIA, M. F. H. **Pérdida auditiva em la infancia**: uma mirada desde la practica auditiva-verbal. Mexico: Ed. Trillas; 2022, 288p.

CONSELHO FEDERAL DE FONOAUDIOLOGIA. Lei nº 6.965, de 9 de dezembro de 1981. Dispõe sobre a regulamentação da Profissão de Fonoaudiólogo, e determina outras providências. Disponível em: https://cffa-br.implanta.net.br/424612f3-9a2b-4a43-bfc8-5391b5d163ab.

DIÁRIO DA REPÚBLICA. Decreto-Lei nº 111/2017 de 31 de agosto. Regime da carreira especial de técnico superior das áreas de diagnóstico e terapêutica. Disponível em: https://diariodarepublica.pt/dr/legislacao-consolidada/decretolei/ 2017-119401087. Acesso em: 06 abr. 2024.

ESTABROOKS. W. Auditory-verbal therapy and practice. In: ESTABROOKS. W. (Ed.). Auditory-verbal therapy and practice. Washington DC: Alexander Graham Bell Association for the Deaf and hard of Hearing; 2006.

FLEXER, C.; GOLDBERG, D. M.; MOOG, JS. FAQ #3 - What is the history of Listening and Spoken Language Specialist certification? In: Estabrooks W (Ed.). 101 Frequently Asked Questions About Auditory-Verbal Practice. Washington DC: Alexander Graham Bell Association for the Deaf and Hard of Hearing; 2012.

HLADY-MACDONALD V. FAQ #97 - What does a listening and spoken language do that is different from a speech-language pathologist? In: Estabrooks W (Ed.). 101 Frequently Asked Questions About Auditory-Verbal Practice. Washington DC: Alexander Graham Bell Association for the Deaf and Hard of Hearing; 2012.

KENDRICK, A.; SMITH, T. AV Practice-Principles, Mentoring and Certification Process. In: RHOADES, E. A.; DUNCAN, J. (Eds). **Auditory-Verbal Practice: Family-centered Early Intervention**. Springfield, Illinois: Charles C Thomas Publisher, 2017.

ROSENZWEIG, E. **For children with hearing loss, not just any slp will do**. 2014. Disponível em: https://auditoryverbaltherapy.net/2014.

APÊNDICE 3-1
CÓDIGO PROFISSIONAL

Os Princípios de Comportamento Profissional da AG Bell Academy for Listening and Spoken Language e as Regras de Conduta da AG Bell Academy for Listening and Spoken Language: A AG Bell Academy dedica-se ao propósito de promover a entrega de serviços abrangentes para crianças surdas ou com perda auditiva (S/PAP) por meio da certificação de profissionais envolvidos em capacitar e auxiliar indivíduos que são surdos ou com perda auditiva a ouvir e falar. Estabelecer os mais altos padrões de integridade profissional com base em princípios éticos aceitos e práticas é essencial para o cumprimento desse propósito.

O código profissional compreende duas partes separadas: os princípios de comportamento profissional e as regras de conduta. Espera-se que os indivíduos sigam as disposições de ambas as partes. Os princípios de comportamento profissional são aspiracionais e inspiracionais por natureza e, embora fundamentais para a prática LSL, não são ativamente aplicados pela AG Bell Academy. No entanto, as regras de conduta serão aplicadas pela academia por meio de seu comitê de ética, utilizando a Declaração de Práticas e Procedimentos da AG Bell Academy for Listening and Spoken Language. Certos tipos de conduta podem ser contrários tanto aos princípios de comportamento profissional quanto às regras de conduta. Esse tipo de conduta está sujeito à revisão pelo comitê de ética de acordo com seus procedimentos. as regras de conduta se aplicam aos titulares de certificação da academia que são responsáveis pela entrega adequada de serviços de (re)habilitação a esses clientes e suas famílias. As regras de conduta também buscam proteger as pessoas atendidas e garantir a integridade das práticas auditivas–verbais reconhecidas e (re)habilitação audiológica conforme conduzidas por especialistas em ALF. Os fundamentos da conduta profissional são descritos nas regras de conduta no que se refere à responsabilidade para pessoas atendidas, para o público e para as profissões envolvidas na prestação de serviços auditivo-verbais, educacionais e de (re)habilitação.

CÓDIGO DE CONDUTA DA ACADEMIA AG BELL
Princípio I

Indivíduos devem honrar sua responsabilidade de disponibilizar totalmente a todas as crianças com S/PAP aqueles aspectos das práticas auditivas–verbais, educacionais e de (re)habilitação auditiva que encorajam o uso habitual e máximo da tecnologia auditiva e são conhecidos por ter efeitos positivos no sistema auditivo humano e no subsequente desenvolvimento da comunicação verbal. Exemplos:

- Indivíduos devem apoiar programas para a detecção precoce e identificação da perda auditiva e o manejo auditivo de bebês, crianças pequenas e crianças assim identificadas.

- Indivíduos devem buscar fornecer o uso mais precoce possível da tecnologia mais apropriada para que seus clientes obtenham os máximos benefícios auditivos possíveis.
- Indivíduos devem buscar instruir os cuidadores primários sobre como fornecer estimulação acústica ideal em contextos significativos e apoiar o desenvolvimento dos ambientes de aprendizado auditivo mais favoráveis à aquisição da linguagem falada.
- Indivíduos devem buscar integrar a escuta na personalidade total da criança.
- Indivíduos devem ver a comunicação como um ato social e buscar melhorar a interação verbal (falada) dentro da díade social típica do bebê/criança e cuidador primário(s), com a provisão de que o ensino um a um é fundamental para o desenvolvimento da comunicação.
- Indivíduos devem trabalhar para garantir que a fala emergente da criança seja monitorada pelo próprio sentido auditivo na maior medida possível.
- Indivíduos devem se esforçar para usar padrões sequenciais naturais de estimulação auditiva, perceptual, linguística e cognitiva para encorajar o surgimento de habilidades de audição, fala e linguagem.
- Indivíduos devem fazer a avaliação contínua e prognóstico do desenvolvimento de habilidades auditivas parte integrante do processo de (re)habilitação.
- Assumindo o consentimento adequado dos pais/guardiões da criança, os indivíduos devem se esforçar para integrar crianças surdas ou com perda auditiva em classes regulares de educação com serviços de apoio adequados na maior medida possível.
- Espera-se que os indivíduos adiram aos princípios estabelecidos para suas certificações.

Princípio II

Indivíduos devem honrar sua responsabilidade de priorizar o bem-estar das pessoas atendidas em uma capacidade profissional. Exemplos:

- Indivíduos devem manter altos padrões de competência profissional na prestação de serviços.
- Indivíduos devem fornecer serviços profissionais com honestidade e compaixão e devem respeitar a dignidade, o valor e os direitos daqueles atendidos.
- Indivíduos devem usar todos os recursos, incluindo encaminhamento, quando apropriado, para garantir que o mais alto padrão de serviço seja fornecido.
- Indivíduos não devem discriminar na prestação de serviços profissionais com base em deficiência, raça, gênero, religião, origem nacional ou orientação sexual.
- Indivíduos devem fornecer informações precisas sobre a natureza e o manejo da perda auditiva e sobre os serviços e produtos oferecidos.
- Indivíduos devem avaliar a eficácia dos serviços prestados e dos produtos dispensados. Indivíduos devem fornecer serviços ou dispensar produtos

somente quando, em seu julgamento profissional, acreditarem que benefícios podem ser razoavelmente esperados.
- Indivíduos devem manter registros adequados dos serviços profissionais prestados e produtos dispensados.
- Indivíduos podem fazer uma declaração de prognóstico, mas não devem garantir resultados, nem de outra forma enganar ou desinformar o cliente e/ou famílias atendidas.
- Indivíduos devem reconhecer o direito do(s) pai(s)/responsável(ais) de selecionar o tipo de sistema ou programa de (re)habilitação, comunicativo ou educacional que desejam para seu filho.
- Indivíduos devem cobrar apenas pelos serviços prestados. Eles não devem distorcer, de forma alguma, os serviços prestados ou os produtos fornecidos.

Princípio III
Indivíduos devem honrar sua responsabilidade de alcançar e manter o mais alto nível de competência profissional. Exemplos:
- Indivíduos que se envolvem em qualquer aspecto da profissão devem atuar dentro do escopo de sua competência, educação, treinamento e experiência.
- Indivíduos devem manter a competência profissional, incluindo a participação em educação continuada.
- Indivíduos devem fornecer supervisão apropriada e assumir plena responsabilidade pelos serviços delegados a seus funcionários.
- Indivíduos devem garantir que todo o equipamento usado na prestação de serviços esteja em perfeito estado de funcionamento e devidamente calibrado.

Princípio IV
Indivíduos devem honrar suas responsabilidades perante o público, fornecendo informações e educação atuais e precisas, e desenvolvendo serviços e encaminhamentos apropriados para necessidades não atendidas. Exemplos:
- Indivíduos não devem distorcer suas credenciais, competência, educação, treinamento ou experiência.
- Indivíduos não devem participar de atividades profissionais que constituam um conflito de interesse.
- Indivíduos não devem distorcer informações de diagnóstico, serviços prestados ou produtos fornecidos, nem se envolver em qualquer esquema ou artifício para fraudar em conexão com a obtenção de pagamento ou reembolso por tais serviços ou produtos.
- As declarações individuais ao público devem se esforçar para fornecer informações precisas e atuais sobre a natureza e o manejo de distúrbios auditivos e serviços profissionais.

Princípio V

Indivíduos devem honrar suas responsabilidades para com sua própria profissão e manter boas relações com colegas certificados pela Academia, membros de profissões aliadas, pais e estudantes. Indivíduos devem preservar a dignidade e a autonomia da profissão e manter relações harmônicas entre profissionais e dentro da profissão. Exemplos:

- Indivíduos devem informar colegas e o público de maneira consistente com os mais altos padrões profissionais sobre produtos e serviços que desenvolveram.
- Indivíduos devem atribuir crédito àqueles que contribuíram para uma publicação, apresentação ou produto.
- Indivíduos não devem usar afiliações profissionais ou comerciais de maneira que possa induzir a erro ou limitar serviços às pessoas atendidas profissionalmente.
- Indivíduos devem fornecer serviços profissionais exercendo julgamento profissional independente, independentemente da fonte de encaminhamento ou prescrição.
- Indivíduos não devem discriminar em seus papéis profissionais com base em deficiência, raça, sexo, religião, origem nacional ou orientação sexual.

REGRAS DE CONDUTA DA AG BELL ACADEMY FOR LISTENING AND SPOKEN LANGUAGE

1. Os indivíduos devem possuir e manter todas as licenças ou certificações exigidas por sua jurisdição. Isso inclui a participação nos requisitos de educação continuada, se exigidos pela jurisdição.
2. Os indivíduos não devem revelar informações profissionais ou pessoais sobre a(s) pessoa(s) atendida(s) profissionalmente, a menos que seja exigido por lei.
3. Os indivíduos não devem ser condenados por um crime grave ou por um crime de turpitude moral relacionado com a prática profissional dos indivíduos.
4. Os indivíduos devem cumprir seus compromissos financeiros com a academia. Será uma violação destas regras se as taxas de certificação de um indivíduo permanecerem em aberto 60 dias após o vencimento.
5. Os indivíduos não devem se envolver em qualquer forma de má representação intencional em conexão com suas atividades profissionais.
6. Os indivíduos devem cooperar com as ações disciplinares da academia e outros procedimentos.
7. Os indivíduos não devem cometer qualquer ato ou omissão no curso de suas transações profissionais que demonstre negligência grosseira ou má conduta deliberada.
8. Indivíduos não devem cometer nenhum ato ou omissão no curso de suas atividades profissionais que demonstre negligência grave ou má conduta intencional.

APÊNDICE 3-2

Lista de verificação de documentos escritos (envie-a com sua inscrição preenchida).

Nome: _____ Data: _____

Verifique:

☐	Esta lista de verificação de documentos escritos está concluída
☐	Anexo A: formulário de solicitação de exame de certificação preenchido e assinado
☐	Taxa de inscrição: US$ 395 para membros da AG Bell; US$ 495 para não membros
☐	Duas fotografias recentes, tamanho passaporte, com seu nome impresso de forma legível em tinta no verso e sua assinatura na parte inferior da frente de cada fotografia
☐	Histórico escolar oficial (em inglês) de bacharelado ou mestrado em audiologia, fonoaudiologia ou educação de crianças com S/PAP Os candidatos internacionais devem incluir uma avaliação acadêmica oficial com seus materiais de inscrição de uma agência credenciada listada aqui: http://www.naces.org/members.htm
☐	Cópia de um dos seguintes: • Certificado de Competência Clínica em Audiologia ou Fonoaudiologia da ASHA ou equivalente • Licença estadual/provincial em audiologia ou fonoaudiologia ou equivalente • Diploma/credencial estadual/provincial em educação de crianças com S/PAP ou equivalente
☐	Descrição assinada e escrita pelo próprio da experiência profissional
☐	Anexo B: Compromisso com os Princípios da Educação Auditiva-Verbal e AG Bell Academy Princípios de Comportamento Profissional e Código de Conduta Profissional
☐	Carta de verificação de emprego e experiência

Anexo C-1: 70 horas de educação continuada (CEUs) Anexo C-2: Registro de 10 horas de observação estruturada de profissionais EALF Cert. TAV Anexo C-3: 10 horas de observação estruturada de profissionais EALF Cert. TAV
Anexo D: 900 horas de experiência profissional Lista de turmas (apenas para a certificação EALF EdAV)
Anexo E: Lista de verificação das sessões de mentoria (são necessárias 20 sessões)
Anexo F-1: Formulário de observação e avaliação do mentor (20) Anexo F-2: Autoavaliação do mentorando (20)
Duas cartas de pais descrevendo o trabalho do profissional que está buscando certificação com seus filhos nos últimos 3 anos
Duas cartas de recomendação profissional

ESTRATÉGIAS DA TERAPIA AUDITIVA-VERBAL

CAPÍTULO 4

Mariana Cardoso Guedes ▪ Maria Emília de Melo

INTRODUÇÃO

As crianças com surdez ou perda auditiva permanente (S/PAP) que fazem uso dos dispositivos de tecnologia auditiva, sejam eles de amplificação ou implantes cocleares, têm potencial para desenvolver habilidades de linguagem, fala e audição a partir do momento em que recebem intervenção e apoio adequados. Como terapeutas auditivo-verbais (AV), apoiar as famílias e trabalhar conjuntamente estratégias eficazes e baseadas em evidências para aperfeiçoar o desenvolvimento auditivo e de linguagem são pontos cruciais das sessões de terapia.

É fundamental ressaltar que as técnicas e estratégias praticadas na Terapia Auditiva-Verbal (TAV) são aplicadas de forma natural dentro da rotina da criança, em tarefas que envolvam brincadeiras, canções, leitura e atividades do dia a dia, como alimentação, banho e troca de roupa, por exemplo. Através do conhecimento e da prática dessas estratégias, os pais poderão estimular sua criança e ajudá-la não só a aprender a escutar e a falar, mas também ativar todo o cérebro no que diz respeito à construção do conhecimento e capacidades para aprender e se desenvolver naturalmente com sua família, procurando alcançar as metas esperadas para cada fase em diferentes habilidades.

Por que trabalhar estratégias específicas para o desenvolvimento da audição e da linguagem oral? Escutar é um ato intencional em que é necessário prestar atenção à informação auditiva. Assim, a audibilidade e a qualidade do que chega aos ouvidos é um passo inicial importante. A partir daí, as informações são processadas nas vias auditivas centrais onde são discriminadas, reconhecidas e associadas a um significado específico. Todo este processo requer ativação de áreas auditivas primárias, secundárias, do córtex associativo, áreas de integração inter-hemisférica e pré-frontais. Aprender a escutar com atenção e intenção contribui para o melhor desenvolvimento de todo o sistema cerebral, resultando na capacidade de saber processar e compreender a linguagem transmitida por meio da fala.

Quando pensamos em desenvolvimento de estratégias para a facilitação da audição e da linguagem oral, existem seis grandes objetivos os quais o terapeuta AV deve incluir em sua prática e trabalhar nas sessões (Estabrooks, 2016). É fundamental que os pais compreendam esses objetivos o mais rapidamente possível e sejam guiados pelo profissional quanto ao uso das estratégias na rotina familiar com a criança. Enquanto algumas dessas estratégias são específicas da TAV, outras podem ser utilizadas para auxiliar bebês e crianças com uma variedade de desafios na comunicação. Todas elas foram planejadas no sentido de incentivar que as crianças escutem e falem em todos os ambientes onde elas vivem e convivem.

Estratégias nada mais são que um "plano de ação", um método, um caminho ou uma combinação de caminhos para se alcançar os objetivos desejados e determinados pelo terapeuta e família (Estabrooks et al., 2020).

Apresentaremos nos parágrafos a seguir os 6 objetivos com exemplo das estratégias que podem ser usadas para o alcance de cada um deles. É importante ressaltar alguns pontos:

- A mesma estratégia pode ser usada com diferentes objetivos. A apresentação das estratégias neste capítulo segue uma forma didática para facilitar a compreensão do conteúdo.
- Mais de uma estratégia pode ser usada de forma conjunta, o que é, na verdade, muito comum na prática auditiva-verbal.
- As estratégias são apresentadas e usadas nas sessões de terapia, mas o objetivo principal é serem naturalmente incorporadas nas atividades de vida diária da criança e sua família.
- As estratégias são usadas dentro de um contexto lúdico onde todos os envolvidos se divertem, afinal aprender a escutar, falar e pensar é divertido e o "trabalho" da criança é brincar!
- As estratégias listadas não têm a pretensão de esgotar a lista de estratégias usadas em TAV ou de exaurir as suas definições e descrições.
- As estratégias descritas neste capítulo se referem àquelas dirigidas à criança para a facilitação do desenvolvimento de suas habilidades auditivas, cognitivas, de fala, linguagem e comunicação.

Os objetivos e estratégias sugeridos neste capítulo foram baseados e adaptados a partir dos trabalhos de (Rotfleisch & Martindale, 2023; Estabrooks et al., 2016 e 2020; Cole & Flexer, 2020; Caraway, 2020; Winkelkotter & Srinivasan, 2012; Rhoades, 2017) e seu resumo pode ser encontrado no Apêndice 4-1.

1 – CRIAR UM AMBIENTE DE ESCUTA ADEQUADO

Quão mais rápido o bebê ou a criança tiver acesso ao som de maneira adequada, prestar atenção à escuta e associar o som ao seu significado, mais rápido pode começar a desenvolver sua linguagem oral. Além da audibilidade, é necessário que o som recebido pelo bebê/criança no seu estágio inicial da aprendizagem auditiva e linguística seja íntegro, robusto e livre de distorções. Existe uma diferença significativa entre ouvir um som e compreendê-lo. Um som é considerado audível se acessível ao ouvinte. No entanto, para que a fala seja compreendida, o ouvinte deve ser capaz de acessar todos os sons de fala de forma ideal e distinguir cada fonema. Um campo de estudo chamado Acústica da Fala nos ajuda a entender como o cérebro de uma criança percebe a informação auditiva e a traduz na produção da fala. As crianças aprendem a falar com base no que ouvem. Para que a fala seja facilmente compreendida, o som deve ser audível e inteligível, o cérebro deve ser capaz de reconhecer todas as vogais e consoantes corretamente (Cole & Flexer, 2020).

Tanto a quantidade como a qualidade do que se escuta são fundamentais para o adequado desenvolvimento da linguagem. Dessa forma, é essencial que os dispositivos de tecnologia auditiva estejam corretamente selecionados, adaptados e calibrados. É necessário que o terapeuta AV tenha a garantia da escolha correta dos parâmetros de amplificação acústica e/ou mapeamento elétrico e tenha acesso aos dados referentes às medidas de audibilidade realizadas com os dispositivos, aos dados da verificação objetivas dos aparelhos de amplificação e implantes e às medidas de validação efetuadas. Uma criança que não tem acesso a todos os sons de fala, considerando a entrada para intensidades fraca, média e forte em todo o campo de frequência, de 250 Hz a 8.000 Hz, apresentará impacto no desenvolvimento da fala e da linguagem. Dessa forma, garantir o acesso ideal e o uso contínuo e consistente do dispositivo durante todo o tempo que a criança está acordada com um som de boa qualidade é fundamental e é pré-requisito para a aplicação das estratégias da TAV (Gagnon et al., 2021; Salamatmanesh et al., 2022) (Fig. 4-1).

Sabemos que existem interferências no ambiente que podem prejudicar a qualidade do som, mascarando ou distorcendo a fala, dificultando a escuta e acarretando esforço por parte do ouvinte. Os resultados deste esforço de escuta (Kondaurova et al., 2024) são conhecidos como fadiga cognitiva e prejudicam a manutenção da atenção e da memória auditiva. Por outro lado, sabemos que prestar atenção aos detalhes de um som é fundamental para o desenvolvimento pleno da habilidade de discriminação auditiva, consciência fonológica e reconhecimento. Assim, faz-se necessário, nesta fase de aprendizagem, evitar possíveis mascaramentos e distorções causados pela presença de ruído, reverberação e distância no ambiente de escuta e aprendizagem da criança pequena.

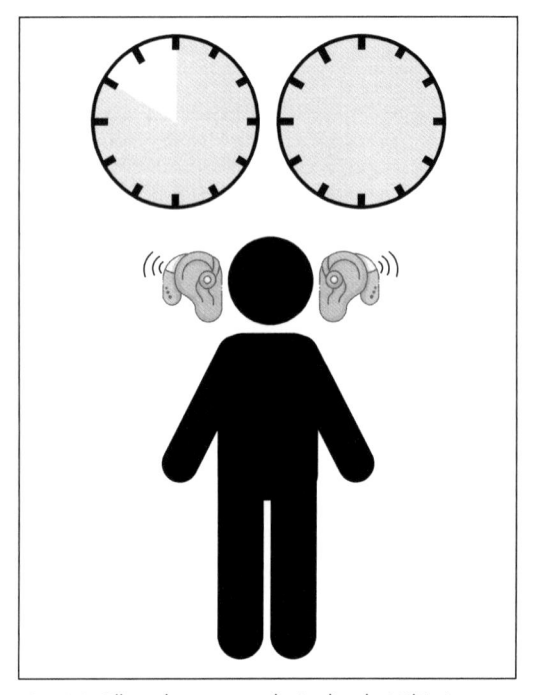

Fig. 4-1. *Olhos abertos, tecnologias ligadas!* Objetivo final: a criança usar os dispositivos auditivos em perfeito estado de funcionamento de 10 a 12 horas por dia (Tomblin et al., 2015; Cole & Flexer, 2020; Smith, Wolfe & Stowe, 2021).

Estratégias como o **controle do ambiente acústico** e **proximidade do falante ao dispositivo e à melhor orelha**[1] são facilitadoras neste estágio inicial de desenvolvimento, auxiliando uma escuta de qualidade.

O terapeuta AV guia e orienta os pais para que conheçam os "vilões" que podem prejudicar as características fundamentais dos sons e tomar medidas em casa para evitá-los. Lembrando que os três maiores "inimigos" da boa escuta são: ruído, reverberação e distância. Os pais e cuidadores podem, por exemplo, lembrar de desligar a TV ou a música ambiente nos momentos de conversa com a criança para não a distrair e não sobrecarregar o ambiente com ruído competitivo. Eles podem colocar tapetes, cortinas de tecido ou

---

[1] "Melhor orelha": a orelha com melhor resíduo auditivo e/ou melhor acesso a todos os sons de fala.

outros materiais absorventes para evitar reverberação ou "eco" durante a comunicação e lembrar de que o falante deve posicionar-se preferencialmente próximo à melhor orelha da criança. Posicionar a criança de forma que a fala esteja sempre perto dos seus dispositivos facilita que ela sustente a atenção ao seu interlocutor.

Os bebês que ficam no colo já têm uma distância próxima como um fator natural, porém, quando começam a engatinhar ou a andar é importante que os pais se recordem que os microfones dos dispositivos têm um raio máximo de captação e que o som distante será percebido com menor intensidade ou então poderá estar fora de captação a depender da distância entre o falante e a criança. Gritar ou falar mais alto não resolve esse problema e pode piorar a situação por conta da distorção gerada pelo aumento do volume e do *pitch*. Por isso, chegar mais perto para conversar com a criança é uma estratégia sempre recomendada como a melhor solução (Fig. 4-2).

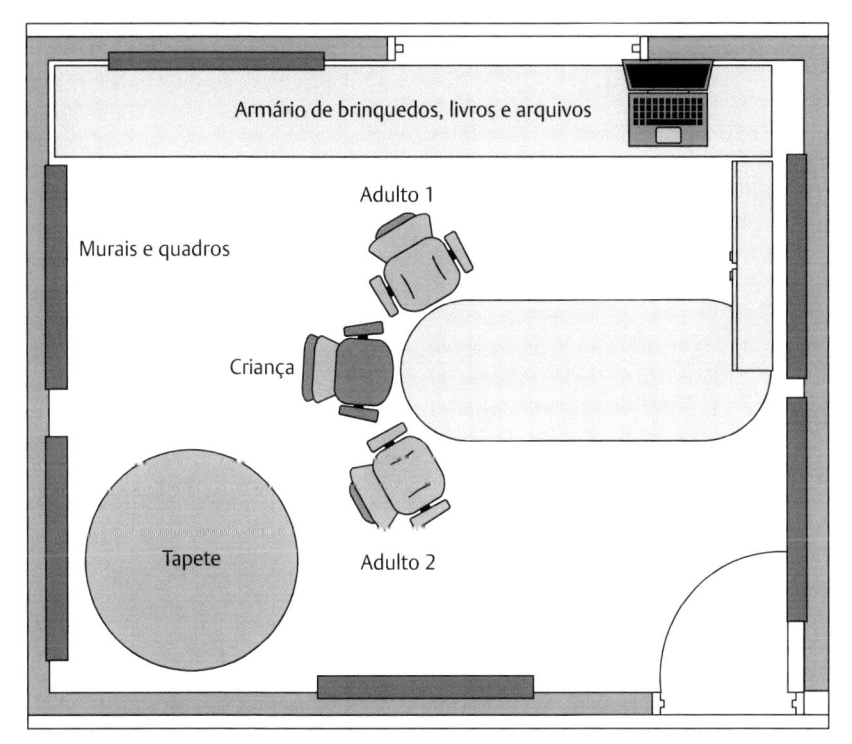

Fig. 4-2. Sugestão de *layout* para um ambiente ideal de escuta em uma sala de terapia auditiva-verbal. (Imagem produzida através do programa Microsoft Visio.)

2 – FACILITAR O DESENVOLVIMENTO DA ATENÇÃO AUDITIVA

Este objetivo tem como alvo principal auxiliar no desenvolvimento de uma atitude de escuta, promovendo a consciência de que escutar é uma atividade ativa e que deve ser contínua. Aprender a dirigir e manter a atenção no som é pré-requisito para habilidades posteriores, como a discriminação e o reconhecimento. Dessa maneira, as estratégias descritas no objetivo 2 ajudarão a criança não só a prestar atenção ao som, mas também a entender que escutar é uma ação ativa e importante (Estabrooks et al., 2020, Cole & Flexer, 2020; Massone, 2021; Rotfleisch & Martindale, 2023).

Desde o início trabalhamos com a família a importância do **"escutar primeiro e por último"**. Esta estratégia tem como finalidade apresentar sempre o estímulo acústico, como a palavra falada, antes do estímulo visual ou tátil para ensinar a criança, desde pequena, a prestar atenção ao que escuta e associar o que foi apresentado auditivamente ao significado, e, em seguida, o adulto apresenta o estímulo sonoro novamente. Por exemplo, os pais e o terapeuta devem sempre chamar a criança pelo nome/apelido ao invés de tocá-la ou sempre falar o nome do objeto (ou apresentar o seu som) antes de mostrá-lo. Assim que a criança responde ao nome ou vê o objeto, o adulto repete a palavra ou sentença.

Exemplos:

Adulto: Aaaanaa (fala melodiosa fora do alcance visual da criança, mas próximo da melhor orelha) – **Estímulo auditivo**
Criança: (Vira e olha para o adulto)
Adulto: (Sorri e aponta para a orelha) – **Reforço visual**
Adulto: Ana, você me ouviu chamando! Eu disse Aaanaa. **Reforço auditivo**

Latido de um cachorro no ambiente (estímulo auditivo incidental)
Adulto: (aponta para a orelha com uma expressão facial feliz) Escuta! (pausa) Eu escuto um cachorro! – **Estímulo auditivo**
Criança: (Sorri)
Adulto: Eu escuto o cachorro dizendo au-au!
Criança: (Procura, mas não encontra a fonte sonora)
Adulto: (Traz a atenção visual da criança para o animal a latir) – **Reforço visual**
Adulto: O cão está latindo au-au! – **Reforço auditivo**

Nos exemplos acima, o adulto usa conjuntamente, a estratégia de **apontar a orelha** indicando estar ouvindo/escutando alguma coisa e a estratégia de usar marcadores para chamar a atenção da criança, por exemplo, **dizendo "escuta"**. Mostrar a orelha e usar as expressões faciais e corporais auxilia a atrair a atenção para o falante ou objeto, deixando a criança curiosa ou antecipando o que vai acontecer. Ao dirigir ativamente a sua atenção ao som, o cérebro e as vias auditivas ficam mais receptivos para analisar e manter o foco no estímulo que se seguirá.

Também nos exemplos acima, é usada a estratégia que chamamos de **sanduíche auditivo** (estímulo auditivo/reforço visual/reforço auditivo ou falar-mostrar-falar) para preparar a criança para escutar primeiro o som ou estímulo-alvo, apresentar seu significado – caso ela não responda ou não tenha compreendido – e depois reforçar o som-alvo a fim de facilitar a atenção e, consequentemente, seu registro (Fig. 4-3).

O uso dos **ganchos auditivos** é outra estratégia que pode ser utilizada a fim de ganhar a atenção da criança à medida que dão um alerta sonoro para o que vai acontecer, apresentando um som relacionado antes da palavra ou frase. Expressões como "uau", "escuta!", "tcham tcham tcham tcham" associadas ao simples fato de apontar o ouvido e fazer "cara de que está aguardando algo" são ganchos auditivos bem comuns na rotina AV. Por exemplo:

> A criança e o adulto compartilham um livro. Por um momento, a criança muda o foco de atenção para outro ponto e o adulto diz olhando para o livro, *Uau!* e a atenção da criança volta para o adulto ou para o livro. *O bebê comeu toda a maçã!* E o compartilhamento divertido do livro continua!

Outro gancho auditivo que podemos utilizar é chamar a criança pelo nome, usando uma boa entonação, para atrair a sua atenção e aí dizer o que queremos. Cantar o que se diz é um divertido gancho acústico!

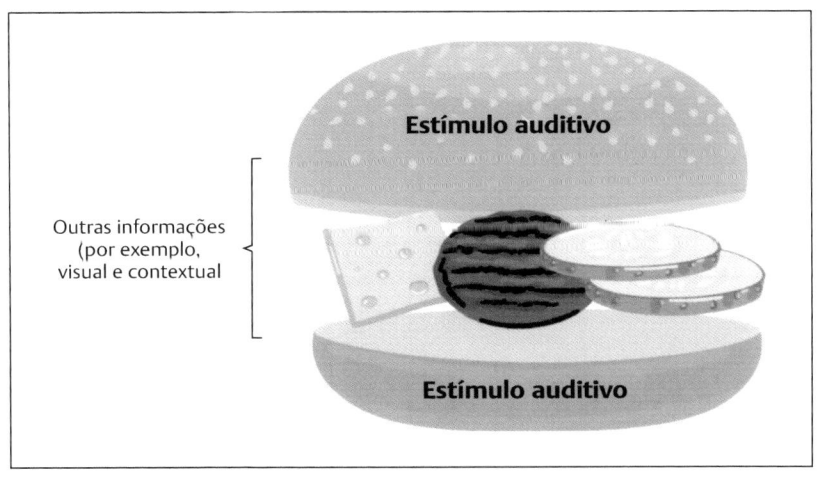

Fig. 4-3. Exemplo visual da estratégia de "sanduíche auditivo". (Imagem produzida com o programa Canva.)

Um ponto importante para o desenvolvimento da prontidão para responder aos estímulos auditivos é que a criança não deve estar o tempo todo olhando para o rosto do falante. Isso evita que ela use a leitura orofacial e a prepara para aprender a detectar e atender aos sons e chamados mesmo quando está com o foco dividido, brincando ou fazendo outra atividade. Dessa forma, podemos usar a **distração visual** como estratégia para essa finalidade. Podemos oferecer algum livro ou brinquedo simples, apontar para outro local ou objeto a fim de que ela foque primariamente no som apresentado ao invés de na pista visual.

3 – POTENCIALIZAR A PERCEPÇÃO AUDITIVA DA FALA

Para este objetivo podemos utilizar diferentes estratégias de **realce acústico**. O realce acústico deve ser utilizado sempre que queremos enfatizar ou chamar a atenção para algo específico, seja um som, fonema, palavra ou frase. A seleção da estratégia mais apropriada de realce acústico dependerá do objetivo específico da acústica da fala que o terapeuta identificou. O terapeuta pode enfatizar a informação acústica dando uma pequena pausa e com **prolongamento** do estímulo-alvo. Podemos dizer, por exemplo, diante de alguns brinquedos como bolas coloridas em cima da mesa: "eu não acho a bola (breve pausa) A-ZUL", prolongando brevemente os sons e diminuindo a velocidade da fala para que esta palavra fique bem enfatizada, sem alterar a articulação da mesma. Enfatizamos aqui a palavra "brevemente", pois o terapeuta ou pais não irão alterar a fala de forma a mudar significativamente o ritmo da fala. Isso não seria natural e apropriado. A estratégia pode ser também usada quando a criança omite partes curtas e acusticamente não salientes, como artigos em frases ou sentenças. Podemos potencializar a percepção auditiva da criança usando as estratégias de pausa e prolongamento: "Onde está (pausa) AA caixa!?". No caso de um som que queremos que a criança preste atenção, podemos usar a ênfase prolongando o fonema nas palavras. Por exemplo, se o terapeuta deseja que a criança foque a atenção auditiva ao fonema /s/, podemos dizer: "olha o Ssssapo" ou ainda "Você achou assss criançassss!"

Uma forma muito comum e natural quando falamos com bebês para enfatizar a percepção da fala é o uso da melodia. Utilizar a **fala melodiosa** ou o **"mamanhês"** (adaptação do inglês "parentese") faz com que os traços suprassegmentares da fala sejam enfatizados, resultando em uma prosódia bem característica e ritmada. A cadência e inflexão, aparentemente exagerada, torna a fala mais lenta e melodiosa, auxiliando a manutenção da atenção e o desenvolvimento do sistema auditivo e do processamento acústico. É importante salientar que no "mamanhês", o falante oferece um rico modelo de linguagem para a criança. **Sussurrar** e **cantar** também são formas de fazermos o realce acústico. O sussurrar diminui a força acústica das vogais, chamando a atenção para as consoantes, principalmente as mais suaves ditas "surdas" ou "não vozeadas", como os sons /s/ e /f/. Já o cantar enfatiza os aspectos suprassegmentares da fala e é atraente para as crianças por ser uma melodia divertida e carregada de emoções.

Associar sons a objetos e palavras é uma estratégia que permite à criança estar atenta ao mundo sonoro que a rodeia e atribuir-lhe significado. Geralmente esta associação é iniciada pelo que chamamos de "onomatopeias", que nada mais são do que a representação sonora que atribuímos a determinados objetos, como por exemplo dizer "vrum vrum" para representar o barulho de um carro ou "au au" para um cachorro. São importantes por serem mais fáceis de processar, auxiliando a representação fonológica da linguagem no cérebro e estimulando o desenvolvimento receptivo e expressivo da fala. Por serem mais curtos e repetitivos, também contribuem para a habilidade de discriminação auditiva na medida em que chama a atenção da criança (Caraway 2020). Vários terapeutas AV usam os "Sons Aprendendo a Escutar" (*Learning to Listen Sounds*, LTLS) (Estabrooks, 1994, 2006, 2016, 2020) nos primeiros estágios de desenvolvimento auditivo-verbal da criança para facilitar a associação dos sons e palavras com os objetos, pessoas, ações e acontecimentos de forma lúdica. Uma lista com alguns exemplos dos "Sons Aprendendo a Escutar" é encontrada no Apêndice 4-2.

A Figura 4-4 ilustra o audiograma com a "Vagem da Fala" (conhecido como *Stringbean* na publicação original), região a qual os terapeutas AV advogam que as crianças tenham seus limiares de audição com os dispositivos auditivos, para assim ouvirem aproximadamente 90% do que foi dito (Madell, 2015).

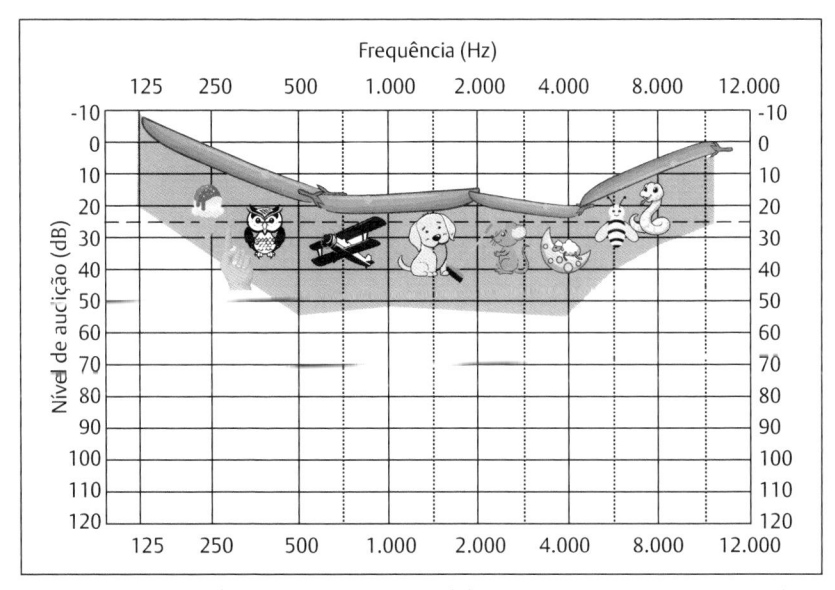

Fig. 4-4. Audiograma ilustrando a região de audibilidade ótima com a representação da "vagem da fala" e de alguns sons "Aprendendo a Escutar". (Imagem adaptada de Madell, 2015 e produzida com o programa Canva.)

Seguem representados, no mesmo gráfico, algumas imagens dos "Sons Aprendendo a Escutar" cuja associação som-imagem encontra-se no Quadro 4-1.

Por fim, é importante lembrar que nem sempre a criança é capaz de processar rapidamente toda a informação de uma vez, especialmente nos estágios iniciais em que está aprendendo a ouvir e a escutar. Assim, a estratégia de **repetição** é uma grande aliada nesta etapa. Os adultos podem repetir a informação depois de uma pequena pausa, oferecendo a chance de a criança escutar novamente e organizar-se para responder. Muitos pais e terapeutas em processo de certificação em TAV perguntam quantas vezes a mesma informação deve ser repetida, quantas vezes são muitas ou poucas vezes. Não há

Quadro 4-1. Legenda dos desenhos apresentados na Figura 4-4

	Exemplos dos Sons Aprendendo a Escutar		Picos de Frequência (The Hearing Review, 2022)
	Sorvete	"mmm"	F1: 250 a 350 Hz F2: 1 a 1,5 KHz F3: 2,5 a 3,5 KHz
	Coruja	"uuu-uuu"	F1: 300 Hz F2: 870 Hz F3: 2.240 Hz
	Não	"nã-nã-nã"	F1: 250 a 350 Hz F2: 1 a 1,5 KHz F3: 2 a 3 KHz
	Cão ofegante	"hhhhh"	F3: 1,5 a 2 KHz
	Avião	"aaaaaaa"	F1: 730 Hz F2: 1,9 KHz F3: 2.440 Hz

(Continua)

Quadro 4-1. *(Cont.)* Legenda dos desenhos apresentados na Figura 4-4

Exemplos dos Sons Aprendendo a Escutar			Picos de Frequência (The Hearing Review, 2022)
	Rato	"ii-ii-ii"	F1: 270 Hz F2: 2.290 Hz F3: 3.1 KHz
	Vassoura	"dj-dj-dj"	F1: 200 Hz a 300 Hz F3: 2K a 3KHz
	Dormindo	"shhhh"	F3: 1,5 a 2 KHz F4: 4,5 a 5,5 KHz
	Abelha	"zzzzz"	F1: 200-400 Hz F4: 4 a 5 KHz
	Cobra	"sssss"	F4: 5-6 KHz

um número comum para todas as situações e crianças. É recomendável que os adultos tenham sempre em mente a fase de desenvolvimento da criança, o objetivo que se pretende alcançar usando a estratégia, e o contexto onde a situação está inserida. Alguns autores (Estabrooks, 2006; Estabrooks et al., 2020) sugerem até três repetições, com as necessárias pausas já mencionadas entre elas para favorecer o processamento da informação.

Além disso, a repetição imediata da fala da criança pode ser usada como técnica para promover o *feedback* auditivo e a atenção à própria pronúncia: *feedback* acústico-articulatório. Neste caso, os pais ou terapeuta podem repetir imediatamente uma palavra, frase ou sentença dita pela criança, oferecendo o modelo correto. Após a repetição, o adulto pode usar a pausa e o **olhar de expectativa** e encorajar que a criança tente produzir o modelo apresentado. Assim, a criança terá a oportunidade de comparar e confirmar (ou não) se sua produção de fala é precisa e consistente com o modelo apresentado e ouvido, incentivando a automonitoração auditiva–verbal da sua produção de fala. Quando a criança está nas primeiras fases de desenvolvimento da vocalização, podemos chamar essa repetição imediata de "jogo vocálico". Ele favorece a atenção auditiva, prepara a criança para entender os turnos de comunicação e auxilia no desenvolvimento do sistema fonológico. Esta estratégia consiste em repetir e imitar os balbucios produzidos pelo bebê, dando a ele um *feedback* e fazendo com que escute novamente o que está produzindo. É importante que a criança aprenda a prestar atenção à sua própria produção, para que mais tarde desenvolva a capacidade de corrigir seus erros a partir do *feedback* de sua escuta. Ao imitar o balbucio do bebê, por exemplo, imitando o "mamamama", o adulto vai estimular novo balbucio, uma nova modulação prosódica gerando uma brincadeira com trocas de turno que imita o diálogo e por isso é chamado de "jogo vocálico" (Beltrán & Valencia, 2022).

Não é demais lembrar que devemos valorizar sempre as vocalizações, balbucios e tentativas de produção de fala do bebê desde as etapas iniciais de desenvolvimento, demonstrando interesse, atenção e oferecendo reforço positivo.

4 – PROMOVER E DESENVOLVER O CONHECIMENTO DA LINGUAGEM

À medida que o bebê e a criança passam a aumentar seu tempo de atenção auditiva e desenvolvem as habilidades de discriminação e reconhecimento de fala, as estratégias para a promoção e o desenvolvimento da linguagem passam a se tornar fundamentais. O ganho e o aumento de vocabulário e o desenvolvimento da linguagem receptiva são o foco das estratégias descritas a seguir.

A **troca de turno** faz parte das bases necessárias para as habilidades sociais e para o desenvolvimento da comunicação entre pares. Aprender a iniciar, responder a e manter um turno de conversa é essencial. Esta estratégia de tomada ou troca de turnos pode ser realizada em diversos jogos, brincadeiras e, principalmente, na rotina da criança e sua família e consiste basicamente nas vezes em que cada interlocutor "fala" durante uma interação. As tomadas de turno acontecem naturalmente nas interações sociais e envolvem que a criança saiba esperar o seu momento de falar ou agir, trocar ou receber na sua vez. É importante que o adulto demonstre atenção enquanto a criança fala e faça pausas indicando que é a vez de ela usar sua linguagem para dizer o que pretende ou responder uma pergunta quando chegar o seu momento.

Jogos com trocas de turnos envolvem a "minha vez" *versus* a "sua vez". As estratégias de **pausa**, **espera** e **olhar de expectativa** podem ser utilizadas para incentivar e promover a tomada ou troca do turno justamente por ajudarem como indicadores de que é a vez da criança falar.

A espera com olhar de expectativa significa (The Hanen Centre, 2024):

- Parar o que o adulto está fazendo.
- Estar no mesmo nível físico da criança (p. ex., abaixar-se para aumentar o contato e reduzir a distância entre falante e ouvinte – aumentar o "contato de ouvido").
- Permanecer em silêncio, por pelo menos 10 segundos.
- Observar a criança e perceber onde está a atenção dela.
- Escutar ativamente a mensagem da criança.

A espera:

- *Mostra à criança que a mensagem dela é importante:* quando o adulto para o que está fazendo, olha para a criança e espera, isso mostra a ela que o interlocutor está interessado no que ela quer mostrar ou dizer.
- *Oferece à criança um tempo extra para escutar, entender a mensagem e organizar a resposta:* as crianças que estão aprendendo a ouvir e se comunicar muitas vezes precisam de tempo extra para entender as mensagens verbais e depois pensar sobre a mensagem que elas querem enviar. Esperar pacientemente e silenciosamente dá à criança o tempo que ela precisa.
- *Ajuda a criança a começar uma interação verbal:* quando a criança inicia uma interação, é uma oportunidade para o adulto responder (tomar o turno). Quando o adulto responde de forma encorajadora à mensagem da criança, além do adulto oferecer uma oportunidade de escuta e um modelo de linguagem, ambos estão falando sobre o que é de interesse dela, o que motiva a continuação da comunicação.
- *Encoraja a continuação do diálogo:* o adulto espera que a criança inicie a interação, ele responde (toma o turno), e em seguida ele deve esperar novamente (oferece espaço para a tomada de turno da criança). Isso permite que a criança saiba que é a vez dela fazer ou dizer algo novamente, mantendo a participação de ambas as partes no diálogo (The Hanen Centre, 2024).

Falar sob o ponto de vista da criança e falar antes, durante e depois da ação, são estratégias também conhecidas como **fala paralela** e **fala própria ou auto-narração** (Caraway, 2020). Na fala paralela, o adulto fala sob o ponto de vista da criança, ou seja: vamos dizendo o quê e sobre o quê a criança está fazendo ou vendo, seguindo os interesses dela. É como se conseguíssemos ler a mente da criança e, então, verbalizamos suas ações e ideias à medida que ocorrem. Por exemplo, depois de colocar um casaco no bebê, o pai diz "ai que frio que eu sentia! Agora estou quentinho!". Assim como nas demais estratégias, o terapeuta guiará os pais para que usem outras estratégias mais avançadas quando a criança tem mais competência comunicativa e consegue falar por ela mesma.

Na fala própria ou autonarração, o adulto descreve para a criança o que está fazendo, escutando, olhando, pensando e/ou sentindo. Por exemplo, enquanto cozinha, o pai pode descrever: "Agora vou colocar mais sal nesta batata. Eu adoro batatas. Vou colocar as batatas no prato para comer. Oh não, uma batata caiu no chão!". Ambas as estratégias estimulam a linguagem de forma indireta, informal e de forma significativa, pois não requerem uma resposta específica da criança, porém a expõe a uma grande quantidade de informação, vocabulário, estruturas gramaticais e conhecimento de mundo durante situações de vida diária da família.

Similar às estratégias de fala paralela e de fala própria ou autonarração, temos a estratégia de **descrição**, que consiste simplesmente em descrever exatamente o que está acontecendo, como se o adulto fosse um locutor ou narrador que diz, por exemplo:

– "Olha! A vovó chegou! E ela está de vestido verde com um lenço azul bem grande. A vovó está bonita hoje."

É muito importante que os pais e familiares, ao estimular a linguagem de seu filho, lembrem-se de **sair da zona de conforto**. Isso significa não facilitar as palavras ou restringir-se ao vocabulário e conceitos básicos e conhecidos apenas. Pais e cuidadores, sempre que possível, devem usar sinônimos, por exemplo, em vez de sempre usar a palavra "grande", em algumas ocasiões, podem usar gigantesco, colossal, monumental, imenso e enorme. Eles podem também usar vocabulários mais específicos; por exemplo, ao invés de dizer "sapato", podem também falar tênis, chuteira, sapatilha, sandália e chinelo. É fundamental falar as palavras da maneira correta, com todos os seus sons e sílabas, mesmo que a criança ainda não consiga pronunciá-los. Da mesma forma, devemos usar uma estrutura gramatical correta, com frases completas e ricas em informação. Obviamente devemos partir sempre do que é sabido e conhecido pela criança, para dar-lhe segurança, mas não devemos parar por aí e sempre elevar o nível de dificuldade, dando um passo a mais na construção da linguagem, no aumento do vocabulário, e expansão de conceitos. Assim, **conectar o que já é conhecido ou familiar com o que é novo**; **enfatizar ações, relações e atributos** dos objetos e **explicar o significado das palavras** são estratégias que contribuem para o desenvolvimento das habilidades auditivas, de linguagem, de fala, cognitivas e de comunicação da criança.

Uma forma valorosa de promover que a criança tome o turno verbalmente na conversação é a estratégia de **dar opções**. Nos estágios iniciais de desenvolvimento, é muito comum que o bebê ou a criança pequena aponte para os objetos que deseja ou diga apenas "esse" enquanto indica com as mãos o que gostaria de alcançar. Em vez de tentar adivinhar ou de ficar apontando para as diferentes opções dizendo "isso ou isso"? (é muito comum também o adulto pegar o que acha que a criança quer e dizer "esse?"), diga sempre o nome correto dos itens dando inicialmente duas opções. Por exemplo, ao ver a criança apontar para uma estante com brinquedos, o adulto pode dizer: "Você quer o carro ou o trem?". Ao perguntar o que a criança quer comer, se ela não souber dizer o alimento que deseja, o adulto pode oferecer duas opções: "Você quer comer banana ou maçã?".

Outras estratégias que podem ser usadas de uma maneira mais direta sendo eficientes no que diz respeito ao objetivo de promover o desenvolvimento da linguagem são: **reformulação, expansão** e **extensão da fala da criança**. Os adultos devem ser modelos de conversação para as suas crianças e podem fazer isso fornecendo, durante o discurso e interações, uma linguagem completa, gramaticalmente correta e com vocabulário rico e variado. Usadas em conjunto, essas três estratégias são tidas como umas das mais eficientes e eficazes para melhorar e aumentar as habilidades de linguagem das crianças (Beltrán & Valencia, 2022).

Reformulação ou refrasear envolve o ato de repetir a fala da criança, porém modificando-a de forma a acrescentar as estruturas gramaticais pertinentes. Por exemplo: quando a criança diz "Mais" ou "Qué água" ao pedir mais um copo d'água, o adulto pode refrasear logo em seguida: "Quero mais água" ou "Eu quero mais água, por favor", oferecendo sempre o modelo correto e completo esperado. Como dito anteriormente, raramente as estratégias da TAV são usadas de forma isolada. O exemplo abaixo ilustra esse importante ponto:

Criança: *Mais*
Adulto: *Eu quero mais água* (pausa + olhar de expectativa)
Criança: *Mais água*

A **expansão** consiste em simplesmente repetir o que a criança disse completando com as palavras faltantes, em geral verbos, conectivos ou marcadores sintáticos. Assim, quando a criança diz "neném grande", o terapeuta AV encoraja os pais a dizerem: "*o neném é grande*" ou então, ao escutar algo como "carro quebrado" (referindo-se a um brinquedo, por exemplo) eles dirão: "Sim, *o* carro *está* quebrado!". Ou ainda, para falas como: "dois pato", dirão: "isso, dois patos".

Por fim, a estratégia de **extensão** deve ser utilizada sempre que possível e tem propósito semelhante ao das duas últimas estratégias descritas acima e consiste em acrescentarmos informações adicionais ou novas ao que a criança disse. Dessa forma, se ela falou: "Hum... suco!", diga: "Hum... suco de laranja!" ou então se a criança disser "Olha! Um trem!", o adulto pode completar dizendo: "É mesmo! Um trem grande e verde!".

5 – FACILITAR O DESENVOLVIMENTO DA LINGUAGEM ORAL E COGNIÇÃO

Algumas estratégias facilitam não somente o entendimento e desenvolvimento das bases da comunicação em si, como a troca de turno, a atenção ao outro, a atenção conjunta, mas também facilitam a compreensão da criança em relação às regras da língua que se aplicam em cada caso e como monitorar e corrigir a sua própria produção. A linguagem é dinâmica e seu desenvolvimento acontece durante o seu uso em situações significativas. Quando o adulto e a criança compartilham a atenção com um objeto, ação, pessoa ou acontecimento e estão conectados através da audição, cria-se um excelente "contato de ouvido" (em comparação a "contato de olho"). Atenção conjunta ou compartilhada tem sido definida como a habilidade de coordenar a atenção entre um parceiro social e um objeto de interesse mútuo, ou seja, o foco de duas pessoas num mesmo objeto. Ela é alcançada quando, por exemplo, um adulto alerta a criança a respeito de um objeto através do olhar, ou indicação verbal. É esperado que, após observar o objeto, ela olhe para o adulto novamente e, em seguida, retorne o olhar para o objeto. Este processo auxilia na capacidade das crianças estarem auditivamente envolvidas numa atividade em interação com outra pessoa durante um certo período sem interrupções (Zanon, Backes & Bosa, 2015). Perguntar: *"o que você ouviu/ escutou?"* também pode ser uma estratégia interessante para dar à criança a oportunidade de refletir e pensar sobre o que percebeu, sobre o que foi dito e processado. Auxilia no desenvolvimento da metacognição e metalinguagem ao mesmo tempo que ajuda os adultos a avaliarem e perceberem possíveis dificuldades na discriminação e reconhecimento auditivo ou na capacidade para elaborar a resposta (Massone, 2021; Bletrán & Valencia, 2022).

Outra estratégia bastante utilizada é a de **fechamento auditivo**, em que a criança é incentivada a completar informações faltantes no discurso e que podem ser desde um som, sílaba, palavra ou parte da frase ou sentença. O fechamento auditivo pode ser utilizado no contexto da conversa natural, de jogos e brincadeiras, na leitura de um livro ou durante uma canção. Exemplos práticos são dizer para a criança contar junto com o adulto antecipando uma ação: "um, dois, três e ...." (aguardar que ela complete com o "já") ou então, fazer pausa durante a música e esperar que ela complete, por exemplo: "ele bate as asas, ele faz ...." (aguardar para a criança dizer "piu piu"). É importante ressaltar que a criança consegue realizar o fechamento auditivo à medida que conhece ou tem acesso à informação faltante.

Dar pausa e **esperar a resposta** é fundamental em todas as atividades em que esperamos ouvir uma resposta. Se falarmos o tempo todo, sem pausas ou espaços, não damos a chance do bebê ou da criança tomar seu turno verbal na conversação.

Caso a criança não tome o seu turno, mesmo após pelo menos três tentativas (dependendo do caso), o terapeuta pode dar o turno para a mãe que apresentará o modelo da resposta esperada. Assim, se a criança não tomou o turno por não saber o que dizer, ela beneficiou-se do modelo. Nessa estratégia, é muito importante que o adulto volte a dar o turno para a criança para assim fechar o *loop* de aprendizado com a imitação tardia (em oposição de uma imitação imediata). Veja exemplo abaixo:

Terapeuta: *A Clara* (personagem do livro) *come com a boca e vê com os* _____
Criança: *Boca!*
Terapeuta: *Isso, a Clara come com a boca e ela enxerga com os* _____. (Terapeuta usa as estratégias de repetição e reformulação)
Criança: (sorri quieta)
Terapeuta: (o terapeuta adiciona pista contextual) *Vejamos no livro. A Clara come com a boca e vê ou enxerga com os* _____.
Criança: (Quieta, pisca os olhos)
Terapeuta: *Mamãe, a Clara come com a boca e vê com os* _____.
Mãe: *Olhos!*
Terapeuta (olhando para a criança): *A Clara come com a boca e vê com os* _____.
Criança: *Olhos!*
(Todos celebram!)

Fazer perguntas apropriadas ao nível de desenvolvimento da criança, considerando suas habilidades em diversas áreas também é uma poderosa estratégia de estimulação da comunicação auditiva-verbal. Os adultos precisam conhecer muito bem e ter domínio sobre as etapas típicas de desenvolvimento, nas diferentes áreas em que a criança se encontra para não subestimar ou superestimar as potencialidades dela. Existem perguntas abertas e fechadas, que envolvem níveis de complexidade diferentes em termos de recepção da informação e planejamento da resposta e ambas auxiliam na manutenção do tópico, ou seja, ajudam a conversa sobre o mesmo assunto continuar. Perguntas fechadas frequentemente envolvem respostas do tipo "sim" ou "não" (por exemplo: "Você quer comer agora?") e perguntas abertas envolvem respostas mais elaboradas ou com mais possibilidades, concretas ou abstratas (por exemplo: "O que você quer comer?"). Para facilitar e ajudar a criança a organizar uma resposta para perguntas abertas, nas quais ela precisa compreender o que escutou e buscar em seu "arquivo" mental de conhecimentos a(s) palavra(s) correta(s) para responder, o adulto pode dar pistas ou antecipar a resposta. Por exemplo, ao perguntarmos o que a criança quer comer, podemos ter na mesa algumas opções para que ela escolha. Isso é o que chamamos de "conjunto/contexto fechado". Quando dizemos: "Hum, eu adoro sorvete de chocolate. Acho que vou pegar um sorvete. Qual sorvete você acha que pegarei?", estamos ajudando a criança a escutar, memorizar, resgatar o que ouviu e fazer inferências para organizar a sua resposta. Oferecemos a informação pela audição apenas, sem pista visual, ou seja, em um "conjunto/contexto aberto" e esperamos que ela responda: "chocolate". Esse segundo exemplo é claramente mais desafiador que o anterior.

6 – FACILITAR O APRENDIZADO INDEPENDENTE

É fundamental que as crianças saibam como pedir ajuda e advogar pelas próprias necessidades de forma saudável e socialmente aceita dentro da cultura da família e da comunidade onde vivem.

Sob o ponto de vista da criança com S/PAP, é importante que ela aprenda assim que possível a gerenciar 1) a si mesma, por exemplo, a sua escuta e monitorar a sua produção de fala e 2) o ambiente onde vive e convive, por exemplo, solicitar repetição quando necessário, se posicionar de forma a poder ouvir melhor, e dizer quais acomodações facilitaram o acesso aos sons e a compreensão da mensagem falada. Estratégias que ensinam a criança esse tipo de auto-advocacia desde a tenra idade são parte da prática auditiva–verbal, determinantes na construção de fortes habilidades de comunicação e promovem o desenvolvimento saudável da autoestima dos jovens, independentes e eficientes comunicadores. **Aceitar e cometer erros** é uma das maneiras de desenvolver este aprendizado. Os modelos adultos, como pais e terapeuta, podem e devem mostrar para a criança a sua fragilidade e apontar seus próprios erros como exemplo. É importante dizermos a ela que também não escutamos determinado som ou que precisamos de repetição para entender melhor a fim de encorajá-la a fazer o mesmo sempre que precisar (Caraway, 2020).

Criar o inesperado é uma estratégia útil para o aprendizado e a estimulação cognitiva. O terapeuta AV encoraja a família a expor a criança a modelos de gerenciamento de problemas não antecipados e, assim, promover o desenvolvimento do que chamamos popularmente do "jogo de cintura". A capacidade de lidar com algo fora do planejamento, aproveitar o momento e traçar novas rotas é determinante no aprendizado independente da criança com S/PAP. Assim, se um livro ou brinquedo que o terapeuta AV havia pensado em usar para determinado propósito em terapia não for possível, a criança, os pais e o terapeuta pensam em conjunto como adaptar a situação com diferentes recursos para que os mesmos objetivos sejam cumpridos. Outro exemplo comum é criar "ensaios" de situações a acontecerem no futuro próximo, como a criança ir à padaria comprar pão. O ensaio entre, por exemplo, a mãe (fazendo o papel do padeiro), o irmão (fazendo o papel do caixa) e a criança pode envolver diferentes situações, inclusive "sabotagens" para ajudar a criança a saber como gerenciar o inesperado quando a situação for real e não "ensaio".

A **sabotagem** é uma estratégia que pode ser usada para fazer com que a criança reflita sobre o que escutou. Consiste em criarmos algo fora do comum, ou nomearmos algum objeto de forma errada para ver como a criança percebe e reage à situação. Podemos por exemplo, durante uma brincadeira com alimentos e utensílios de cozinha, expressar a seguinte afirmação: - "Agora eu vou colocar o bolo no sapato para comer". É esperado que a criança estranhe a situação ou nos corrija, dizendo algo do tipo: "é no prato que põe o bolo!" (Massone, 2021; Beltrán & Valencia, 2022).

CONSIDERAÇÕES FINAIS

Conforme descrito neste capítulo, existem diversas estratégias que podem e devem ser usadas para facilitar o desenvolvimento da audição, da linguagem e da fala nas crianças com S/PAP. Assim, o terapeuta AV deve guiar os pais, familiares e cuidadores para que possam entender a razão e o objetivo por trás de cada estratégia, dominar o uso e incorporá-las da forma mais natural possível durante a rotina com a criança, por exemplo nos momentos de alimentação, higiene pessoal, passeio e brincadeiras.

Uma mesma estratégia pode servir a diferentes objetivos e ser usada em momentos distintos. Elas são pequenas ações que causam grande impacto pois ajudam a maximizar o acesso e processamento auditivo, para que o bebê ou a criança aprendam a usar o sentido da audição como base para a aquisição e desenvolvimento das diversas habilidades, especialmente da linguagem e da fala.

Naturalmente, à medida que a criança se desenvolve e vai dominando as habilidades de escuta e de fala, bem como adquire maior proficiência linguística, o uso das estratégias é adaptado ao nível de desenvolvimento e a situações mais específicas ou desafiadoras.

PERGUNTAS QUE PROVOCAM ESTUDO E REFLEXÃO

- Durante as sessões de terapia, como eu facilito o envolvimento dos pais e cuidadores na aprendizagem e no uso das estratégias TAV?
- Como eu promovo o uso das estratégias TAV na rotina da família?
- Quais são as estratégias que eu preciso focar mais para desenvolver um uso mais efetivo e melhor orientar os pais e cuidadores?
- Como eu posso, enquanto terapeuta AV, procurar garantir a qualidade de som e a maior audibilidade possível para que tenhamos o melhor aproveitamento das estratégias utilizadas?
- Qual o papel dos sons "Aprendendo a Escutar" na etapa inicial da aquisição e desenvolvimento das habilidades auditivas e de linguagem?

REFERÊNCIAS BIBLIOGRÁFICAS

BÉLTRAN, L. F.; VALENCIA, M F. H. La practica auditiva-verbal. *In*: BÉLTRAN, L. F, VALENCIA, M. F. H. **Pérdida auditiva en la infancia**: Uma mirada desde la practica auditiva-verbal. Mexico: Ed. Trillas; 2022, 288p.

CARAWAY, T. **LSL auditory verbal strategies and techniques**. Hearing first resources, 2020, Disponível em: https://www.hearingfirst.org/m/resources/176 Acesso em: 28 de abril de 2024.

COLE, E. B.; FLEXER, C. Auditory "Work". *In:* COLE, E. B.; FLEXER, C. **Children with hearing loss**: Developing listening and talking birth to six. 4th ed. San Diego, CA: Plural Publishing Inc; 2020, p. 183-212.

ESTABROOKS, W.; MACIVER-LUX, K.; RHOADES, E. **Auditory-verbal therapy**: for Young children with hearing loss and their families, and the practitioners who guide them. San Diego, CA: Plural Publishing, 2016.

ESTABROOKS, W.; MORRISON, H. M.; MACIVER-LUX, K. (Eds.). **Auditory-verbal therapy**: science, research, and practice. San Diego, CA: Plural Publishing Inc; 2020, 934 p.

ESTABROOKS, W. **Auditory-verbal therapy and practice**. Washington, DC: Alexander Graham Bell Association, 2006.

ESTABROOKS, W. **Auditory-verbal therapy for parents and professionals**. Washington, DC: Alexander Graham Bell Association, 1994.

GAGNON, E. B.; ESKRIDGE, H.; BROWN, K. D.; PARK, L. R. The impact of cumulative cochlear implant wear time on spoken language outcomes at age 3 years. Journal of Speech, Language, and Hearing Research. 2021;64(4):1369-75.

KONDAUROVA, M.; SMITH, A.; MISHRA, R.; ZHENG, Q.; KONDAUROVA, I.; FRANCIS, A. et al. **Assessment of child physiological measures of listening effort during telepractice**. Lexington, KY; Conference: KASHA 2024.

MADELL, J. **The changing role of audiology.** ENT and audiology news, 2015 Jan-Feb;23(6). Disponível em: https://www.entandaudiologynews.com/media/4118/entjf15-madell-new.pdf. Acesso em: 1 maio 2024.

MASSONE, M. Estrategias para el desarrollo de habilidades auditivas, linguisticas y cognitivas. *In:* MASSONE, M. M. **La practica auditivo verbal - PAV en Latinoamérica**: intervención en la población infantil con perdida auditiva y sus familias. Advance Bionics Latinoamerica, 2021.

RHOADES, E. A. A positive framework for enabling the family. *In:* RHOADES, E. A.; DUNCAN, J. **Auditory-verbal practice**: family-centered early intervention. Charles C Thomas Publisher, 2017, p. 118-32.

ROTFLEISCH, S.; MARTINDALE, M. Therapy basics. *In:* ROTFLEISCH, S.; MARTINDALE, M. **Listening and spoken language therapy for children with hearing loss**: a practical auditorybased guide. San Diego, CA: Plural Publishing Inc; 2023, p. 113-28.

SALAMATMANESH, M.; SIKORA, L.; BAHRAINI, S.; MACASKILL, M.; LAGACE, J.; RAMSAY, T.; FITZPATRICK, E. M. Paediatric hearing aid use: a systematic review. **Int J Audiol**, v. 61, n. 1, p. 12-20, 2022.

SMITH, J.; WOLFE, J.; STOWE, D. Eyes Open, Ears On: Supporting Hearing Technology Use in Children with Hearing Loss. **The Hearing Journal**, v. 74, n. 6, p. 32,34-7, 2021.

THE HANEN CENTRE. **It's worth the wait!** the power of waiting during interactions with your child. Hanen Early Language Program, 2024. Disponível em: https://www. hanen.org/Helpful-Info/Articles/worththewait.aspx. Acesso em: 1 maio 2024.

THE HEARING REVIEW. **The LMH Pediatric Screener to Assure Appropriate Amplification**. Feb 3, 2022. Disponível em: https://hearingreview.com/hearingloss/ patient-care/pediatric-care/the-lmh-pediatric-screener-to-assureappropriate- amplification Acesso em: 1 maio 2024.

TOMBLIN, J. B.; HARRISON, M.; AMBROSE, S. E.; WALKER, E. A.; OLESON, J. J.; MOELLER, M. P. Language outcomes in children with mild to severe hearing loss. **Ear and Hearing**, v. 36, p. 76S-91S, 2015.

WINKELKOTTER, E.; SRINIVASAN, P. FAQ #32 - How can the listening and spoken language professional enhance the child's chances of talking and communicating during (versus after) the auditory-verbal session? *In:* ESTABROOKS, W. **101 Frequently Asked Questions about Auditory-Verbal Practice.** Washington DC: The Alexander Graham Bell Association for the Deaf and Hard of Hearing, 2012.

ZANON, R. B.; BACKES, B.; BOSA, C. A. Diferenças conceituais entre resposta e iniciativa de atenção compartilhada. Psicol Teor Prat (São Paulo). 2015 Ago;17(2):78- 90. Disponível em: http://pepsic.bvsalud.org/scielo.php?script=sci_ arttext&pid=S1516-36872015000200006&lng=pt&nrm=iso. Acesso em: 28 abr. 2024.

APÊNDICE 4-1

ESTRATÉGIAS QUE FACILITAM A CONQUISTA NA TERAPIA AUDITIVA–VERBAL

Objetivos/Estratégias	Aceitar e cometer erros	Apontar a orelha dizendo "Escuta!"	Associar sons a objetos e palavras	Cantar – Realce acústico	Conectar o conhecido com o novo	"Contato de ouvido"	Controlar o ambiente acústico	Criar o inesperado	Dar opções	Descrição	Distração visual	Enfatizar ações, relações e atributos
1. Criar um ambiente de escuta adequado							■					
2. Facilitar o desenvolvimento da atenção auditiva	■	■									■	
3. Potencializar a percepção auditiva da fala		■		■								
4. Promover e desenvolver o conhecimento da linguagem					■			■	■	■		■
5. Facilitar o desenvolvimento da linguagem oral e cognição						■						
6. Facilitar o aprendizado independente	■											

Adaptado de MacIver K, Smolen E, Rosenzweig E, Estabrooks W. Strategies for Developing Listening, Talking, and Thinking in Auditory-Verbal Therapy. In: Estabrooks W, Morrison HM, MacIver-Lux K (Eds.). Auditory-Verbal Therapy: Science, Research, and Practice. San Diego, CA: Plural Publishing Inc, 2020.

APÊNDICE 4-1

ESTRATÉGIAS QUE FACILITAM A CONQUISTA NA TERAPIA AUDITIVA–VERBAL *(CONT.)*

Objetivos/Estratégias	Escutar primeiro e por último	Explicar o significado das palavras	Ganchos auditivos	Jogo vocálico	Fala paralela	Fala própria ou autonarração	Fazer perguntas apropriadas	Fechamento auditivo	Feedback acústico-articulatório	Mamanhês - Realce acústico	Modelo da resposta esperada	Olhar de expectativa
1. Criar um ambiente de escuta adequado												
2. Facilitar o desenvolvimento da atenção auditiva	■											
3. Potencializar a percepção auditiva da fala								■	■			
4. Promover e desenvolver o conhecimento da linguagem		■			■	■						
5. Facilitar o desenvolvimento da linguagem oral e cognição						■	■					
6. Facilitar o aprendizado independente												

Adaptado de MacIver K, Smolen E, Rosenzweig E, Estabrooks W. Strategies for Developing Listening, Talking, and Thinking in Auditory-Verbal Therapy. In: Estabrooks W, Morrison HM, MacIver-Lux K (Eds.). Auditory-Verbal Therapy: Science, Research, and Practice. San Diego, CA: Plural Publishing Inc, 2020.

APÊNDICE 4-1

ESTRATÉGIAS QUE FACILITAM A CONQUISTA NA TERAPIA AUDITIVA–VERBAL *(CONT.)*

Objetivos/Estratégias	Pausa e espera	Perguntar "O que você ouviu/escutou?"	Prolongamento – Realce acústico	Proximidade do dispositivo e melhor orelha	Reformulação, expansão e, extensão	Repetição	Sabotagem	Sanduíche auditivo	Sair da zona de conforto	Sussurrar – Realce acústico	Troca de Turno
1. Criar um ambiente de escuta adequado				■							
2. Facilitar o desenvolvimento da atenção auditiva								■			
3. Potencializar a percepção auditiva da fala	■		■			■				■	
4. Promover e desenvolver o conhecimento da linguagem	■		■		■			■			■
5. Facilitar o desenvolvimento da linguagem oral e cognição	■				■		■				■
6. Facilitar o aprendizado independente		■					■		■		

Adaptado de MacIver K, Smolen E, Rosenzweig E, Estabrooks W. Strategies for Developing Listening, Talking, and Thinking in Auditory-Verbal Therapy. In: Estabrooks W, Morrison HM, MacIver-Lux K (Eds.). Auditory-Verbal Therapy: Science, Research, and Practice. San Diego, CA: Plural Publishing Inc, 2020.

APÊNDICE 4-2
APRENDENDO A ESCUTAR – SONS, PALAVRAS E IMAGENS

Sequências mais baixas/graves	Som	Objeto ou acontecimento	Imagem/ilustração
↑	"mmm"	Amamentação, papinha, sorvete, sentindo um perfume	
	"uuu-uuu"	Trem, coruja	
	"nã-nã-nã"	Não	
	"muuu"	Vaca / Boi	
	(vibração de lábios) Bruuum-bruum	Carro	
	Estalo de língua	Cavalo	
	Uau!	Surpresa	
	"Uiuiuiuiuiuiu"	Sirene do carro de bombeiro	
	"Oinc-oinc"	Porco	
	"Cocoricoó" "Cocócó" ou "Pópó"	Galo/galinha	
	"au-au"	Cachorro	
	"quá-quá"	Pato	
	"1, 2, 3... ja! Assopra!" "pop-pop-pop" "Sobe-sobe / deeesceee" "Acabouuu"	Bolinhas de sabão	
↓	"aaaaaa"	Avião	
Sons de frequências mais altas/agudas	"Miaauuu"	Gato	

APÊNDICE 4-2

APRENDENDO A ESCUTAR – SONS, PALAVRAS E IMAGENS *(CONT.)*

Sequências mais baixas/graves	Som	Objeto ou acontecimento	Imagem/ilustração
↑	Gira-gira	Pião, roda de carro	
	Ai-ai!	Machucado	
	"Méé" ou "Béé"	Carneiro	
	"hhhhh"	Cachorro ofegante	
	"dj-dj-dj"	Varrendo com a vassoura	
	"Piu-piu"	Passarinho	
	"Bi-bi"	Carro	
	"i-i-i-i-i"	Rato	
	"shsh"	Dormindo, peixe nadando	
	"zzzz"	Abelha	
↓ Sons de frequências mais altas/agudas	"sss"	Cobra	

Essas são sugestões de sons e imagens. O terapeuta AV deve adequar os sons e materiais de acordo com a realidade e cultura da família e da comunidade onde vive tendo em mente os objetivos guiados pela acústica da fala. Informação adaptada para o Português.
(Estabrooks, 1996, 2006, 2016, 2020).

PERSPECTIVAS DAS FAMÍLIAS SOBRE A JORNADA TERAPIA AUDITIVA-VERBAL

INTRODUÇÃO

Este capítulo contém quatro histórias com as percepções de famílias de crianças com S/PAP e de um jovem adulto sobre suas experiências na TAV. São protagonistas singulares de três países diferentes, mas que se unem na coragem, determinação e confiança no caminho da audição e linguagem oral que essas famílias escolheram. Nós, enquanto profissionais que trabalhamos diariamente de forma colaborativa com as famílias e suas crianças, alinhados com eles na conquista do seu sonho, crescemos e aprendemos com cada testemunho, durante a jornada conjunta. Esperamos que estes relatos possam inspirar e guiar profissionais e outras famílias no processo de escolha para as suas crianças!

A Jornada Auditiva-Verbal do Felipe

Larissa Baldini Farjalla Mattar, mãe do Felipe, 3 anos, surdez profunda bilateral, usuário de implante coclear bilateral

Somos uma família de 4 pessoas, composta por pai, mãe e 2 filhos gêmeos, sendo um deles o Felipe, que nasceu com surdez profunda bilateral, ainda sem causa conhecida. Moramos em São Paulo (Brasil), eu trabalho como nutricionista infantil em um Hospital Pediátrico e também faço atendimentos em consultório particular, e meu marido é engenheiro de *software* e trabalha em uma multinacional da área de tecnologia.

Os gêmeos nasceram em dezembro de 2019. Na maternidade, com 1 dia de vida, foi realizada a triagem auditiva neonatal no Felipe e o resultado foi ausência de resposta. A partir deste resultado, foi indicado realizar o PEATE no dia seguinte, ainda na maternidade, e foi detectado ausência de respostas bilateral. O pessoal da maternidade tentou tranquilizar-nos e recomendaram que o PEATE fosse repetido em 1 mês. Até então, eu não estava assimilando a possibilidade do Felipe ser surdo. Estava vivendo um turbilhão de sentimentos, principalmente porque o Lucas, irmão gêmeo do Felipe, nasceu e foi direto para a UTI neonatal.

Após 1 mês, exatamente, quando Felipe estava com um 1 mês de vida, foi realizado novamente o PEATE que confirmou ausência de respostas bilateralmente. Voltamos após 1 semana na clínica, e foi realizado o PEATE de frequência específica, com resultado também de ausência de respostas bilateral.

Em todos estes momentos, quando foram realizados os exames, eu e meu marido estávamos juntos com o Felipe. E então, com 1 mês de vida, a fonoaudióloga que fez os exames, que por sinal é uma pessoa com muito carisma e empatia, nos informou que nosso querido Felipe tinha surdez profunda bilateral. Ela nos recomendou que procurássemos um otorrino especialista em surdez, para saber quais seriam os próximos passos do tratamento.

No momento em que recebemos o diagnóstico, eu e meu marido ficamos muito assustados e inseguros. Era tudo muito novo para nós dois, e não sabíamos como seria dali para frente, e como seria o futuro do Felipe.

Procuramos o otorrino especialista em surdez, que nos explicou quais seriam as possibilidades do tratamento, e nos encaminhou para a fono da sua equipe que nos orientaria sobre o uso do aparelho de amplificação sonora individual (AASI). Com 4 meses de vida o Felipe começou a usar os AASIs bilateralmente e foi encaminhado para a fono que faria a habilitação auditiva.

Desde o início, o Felipe se adaptou muito bem com os aparelhos, nunca tivemos problemas dele não querer colocar ou ficar tirando.

Com 10 meses de vida, Felipe colocou implante coclear no lado direito e manteve o uso do aparelho auditivo no lado esquerdo. E com 2 anos e 10 meses, ele colocou o implante coclear no lado esquerdo também.

Nós escolhemos que o Felipe aprendesse a ouvir e falar para que ele seja independente, autônomo e, principalmente, tenha melhor qualidade de vida. Ele ouvindo e falando facilita algumas situações na vida como nos estudos, trabalho, comunicação e socialização.

Na primeira consulta com a nossa querida fono de habilitação, ela nos explicou como seria seu trabalho de habilitação do Felipe através da terapia auditiva-verbal (TAV). Porque acreditamos no potencial da profissional e da metodologia, decidimos seguir com esta habilitação.

A terapeuta auditiva-verbal do Felipe é uma profissional especializada em audição e linguagem falada e certificada em TAV pela AG Bell Academy e fazemos as sessões de TAV na clínica particular da terapeuta, uma vez por semana.

Desde o primeiro momento com a nossa terapeuta, ela acolheu toda a nossa família. As sessões sempre foram de muito acolhimento e escuta da parte dela sobre nossas dúvidas no processo de habilitação.

Na sala de terapia, a terapeuta sempre nos envolveu nas atividades propostas para o Felipe, como leitura de livros, elaboração e narrativa de histórias, e jogos, nos mostrando como devemos agir em casa, no dia-a-dia do Felipe. Ela nos orientou a sempre verificar se os implantes estão funcionando, sobre como construir um ambiente auditivo rico em linguagem, valorizar e chamar a atenção a sons do ambiente como porta batendo, e latido de cachorro. Ela também nos orientou a usar estratégias TAV, como narrar a rotina com o Felipe a todo o momento, descrever o que estamos fazendo ou o que está acontecendo, para além de ler todos os dias com ele, cantar, brincar e conversar sempre com ele. Também sempre nos orientou sobre como incluir o Lucas, irmão ouvinte do Felipe, em todo o processo.

Para mim, como mãe, o mais incrível da TAV é poder estimular o Felipe, ensiná-lo a ouvir e falar, através da nossa rotina como família. É simplesmente unir o útil ao agradável, porque além de cantar, brincar e conversar com ele, ao mesmo tempo, estou estimulando-o.

A TAV acaba deixando todo o processo de habilitação mais leve e tranquilo.

Hoje Felipe está com 3 anos e 9 meses, com idade auditiva de 3 anos e 5 meses e ainda estamos no processo de intervenção. Ele está muito bem, adquiriu as habilidades auditivas e a linguagem esperadas para a sua idade. Ele adora ouvir, falar e cantar.

Se eu pudesse voltar no tempo, no momento do diagnóstico, eu diria para o meu marido e para mim mesma: "tenha calma, vai dar tudo certo! Procure bons profissionais na área, especialistas em surdez, acredite na tecnologia e, principalmente, acredite na união da sua família e no potencial do Felipe".

E hoje eu vejo que sempre fomos privilegiados, tivemos desde o início acesso aos melhores profissionais que poderíamos ter.

Para pais ou cuidadores de bebês e crianças com surdez, o meu conselho é que deem a oportunidade aos seus filhos ouvirem através da tecnologia. Além disso, busquem um terapeuta auditivo-verbal, que te orientará como agir no dia a dia com o seu filho para que ele seja estimulado e aprenda a ouvir e a falar. E mais do que levá-lo nas sessões de terapia, pratique tudo em casa.

Para os profissionais que orientam os pais e cuidadores, o meu conselho é para que recebam as famílias com empatia, que escutem as queixas e as dúvidas de todo o processo. O conhecimento profissional somado ao acolhimento, com certeza geram melhores resultados.

Felipe tem 3 anos e, por isso, ainda não consegue expressar como é ouvir com os implantes cocleares ou dizer o que gosta de ouvir. Mas como mãe, gostaria de relatar que o Felipe tem muito orgulho do seu "FLY" (apelido carinhoso que o pai deu para os implantes cocleares e todos em casa nos referimos a eles assim). Ele é todo vaidoso com o FLY e adora mostrar para todos que usa e que é só dele. E quando alguém pergunta o porquê ele usa, ele responde com um lindo sorriso: "meu ouvido não funciona, e o FLY faz eu ouvir".

Só temos a agradecer a existência dos implantes cocleares, ao otorrino especialista em surdez, à audiologista e à nossa querida terapeuta Auditiva-Verbal (que sempre foi e ainda é nosso esteio durante todo o processo).

A Jornada Auditiva–Verbal de Leonor e família
Ana Brandão, mãe de Leonor, 8 anos, surdez severa bilateral, usuária de implante coclear bilateral

Somos uma família como tantas outras, mas com a particularidade da nossa única filha ter nascido com perda auditiva.

Após uma gravidez e parto sem complicações, em julho de 2015 nasceu a bebé mais encantadora que tínhamos visto, a Leonor.

Por ser prática do hospital, foi realizada a triagem auditiva neonatal, mas o resultado foi negativo e remarcaram o exame para 30 dias. Nesta fase, como não tínhamos nenhum caso de surdez na família, estávamos tranquilos.

Nova triagem foi realizada e, mais uma vez, o resultado foi negativo. Informaram-nos que seria necessário fazer os potenciais evocados auditivos do tronco cerebral (PEATC) para averiguar o grau efetivo de audição da Leonor, o que nos deixou um pouco apreensivos.

Com três meses de idade, regressamos ao hospital para realizar o tão esperado exame. Neste dia estávamos com sentimentos muito díspares. Eu, como mãe, já tinha percebido que algo se passava com a audição da Leonor e, apesar de triste, estava conformada. Já o pai entrou em negação.

Durante a realização do exame, como não tínhamos conhecimentos para percebermos o que íamos vendo, tentamos concentrar-nos na linguagem corporal das audiologistas. Assim, no silêncio daquela sala, entreolhamo-nos e percebemos que iríamos ser postos à prova como pais. Nesse momento, os olhos do pai encheram-se de lágrimas e ele abandonou a sala.

No final do exame, com ambos presentes, foi-nos comunicado pelo otorrinolaringologista que a Leonor tinha uma perda auditiva bilateral moderada a severa e que, numa primeira fase, teria que usar próteses auditivas. No entanto, recomendou-nos repetir os PEATCs sob sedação para os resultados serem mais fidedignos.

Aos seis meses, após a realização do exame sob sedação, tivemos o diagnóstico final: perda auditiva neurossensorial bilateral severa, pior do que estávamos à espera.

Foi um choque para ambos, confesso. Apesar de já sabermos que ela tinha alterações auditivas, nunca nos passou pela cabeça que pudessem ser tão graves. A Leonor estava no limiar da surdez profunda. Estávamos mentalizados que ela teria que utilizar próteses auditivas, mas e se isso não fosse suficiente?

Saímos tão atordoados do consultório do otorrino que nem fomos capazes de perguntar o que quer que fosse. Valeram-nos as audiologistas que, ao verem-nos assim, vieram falar conosco. Explicaram-nos que, apesar de não existir cura para o tipo de perda auditiva da Leonor, existiam soluções e, se quiséssemos, ela poderia ser surda oralizada.

Passados uns dias, já com sete meses, a Leonor colocou as primeiras próteses auditivas e teve a sua primeira sessão de terapia da fala.

Nesta fase, eu e o pai estávamos em sintonia, prontos para lutar pelo nosso objetivo: tornar a Leonor numa surda oralizada. A estratégia estava delineada: a Leonor iria testar as próteses auditivas e, caso não tivesse ganhos relevantes, partiríamos para implantes cocleares. Em qualquer um dos casos, a habilitação auditiva iria passar a fazer parte da nossa rotina, através de sessões semanais de terapia auditiva-verbal. O terapeuta Pedro Brás da Silva foi-nos recomendado pelo otorrino e audiologistas que nos acompanhavam e foi, sem dúvida, a escolha acertada.

A primeira reação da Leonor às próteses auditivas foi de admiração. No início tirava-as com frequência, mas logo se fascinou pelo mundo dos sons e, ainda bebê, começou a tirá-las só quando terminavam as pilhas. Para nossa alegria, desde cedo começou a reagir aos sons.

As sessões de terapia eram extremamente produtivas. Apesar de só termos uma sessão por semana, o terapeuta orientava-nos, traçava objetivos e mostrava-nos como interagir com a Leonor de forma a estimular sempre ao máximo a audição dela.

A relação entre eles era encantadora. Como na terapia a Leonor brincava e fazia atividades que adorava, a relação terapeuta-paciente era de grande cumplicidade.

Tudo corria bem, a Leonor tinha bons ganhos com as próteses e a terapia estava a ser fundamental no seu desenvolvimento até que, com dois anos, a audição dela começou a regredir. Os ganhos com próteses começaram a ser cada vez menores e estas tinham deixado de ser suficientes para a perda da Leonor. Ainda tivemos um período experimental com outras próteses, mas com resultados desastrosos. Chegamos a um beco sem saída e a tão temida decisão tinha que ser tomada: avançar ou não para implantes cocleares.

Os implantes cocleares faziam parte da nossa estratégia inicial, mas confesso que já não pensávamos que fosse necessário ter de tomar esta decisão. Já tinham passado cerca de 2 anos que a Leonor usava próteses auditivas e a evolução estava a ser incrível. Já falava, tinha um vocabulário extenso para a idade e nada fazia prever que, de um dia para o outro, tudo mudasse.

Tomámos a decisão de avançar para a cirurgia bilateral de implantes cocleares, mas, até à última, estávamos cheios de medo. Tínhamos receio que algo corresse mal e que, sendo uma cirurgia irreversível, ela ficasse pior. No entanto, apesar dos medos, a decisão de avançar para cirurgia foi não condicionar o futuro da Leonor. Como pais, e já o disse anteriormente, o nosso sonho era que a Leonor fosse surda oralizada, que frequentasse o ensino regular, fosse independente e que a linguagem dela (ou a falta dela) não fosse impedimento de socialização. Assim sendo, tendo em conta que os implantes cocleares eram o único meio para conseguirmos o que idealizamos, a decisão estava automaticamente tomada.

A cirurgia correu muito bem. A Leonor ativou os implantes cerca de 3 semanas após a cirurgia e, apesar de já nos terem avisado, nos primeiros dias após ativação estávamos um pouco decepcionados. Ela não ouvia o que nós esperávamos e estávamos com medo. No entanto, felizmente, tudo mudou. Com a terapia, ela começou a ouvir cada vez melhor e, em pouco tempo, os audiogramas ficaram incríveis.

A intervenção em terapia auditiva-verbal decorreu até por volta dos 4 anos e meio de idade, momento em que a Leonor demonstrava iguais competências de linguagem e fala das crianças da sua idade. Mantivemos monitorização com o mesmo terapeuta para correção articulatória de alguns sons até a entrada no primeiro ano escolar. Enquanto pais, tentamos adiar a alta, não por acharmos que ela precisasse da terapia, mas por nossa insegurança. O terapeuta era o nosso alicerce e queríamos ter a certeza de que tudo correria bem no desenvolvimento da leitura-escrita e nas outras aprendizagens académicas.

Hoje tem 8 anos, adora falar, tem um vocabulário rico e diversificado, frequenta o terceiro ano escolar e é excelente aluna. Na escola, quando necessário, a professora utiliza o microfone remoto para facilitar a aprendizagem. É uma miúda incrível, que aceita a sua surdez e até brinca com ela. Gosta de ouvir música, está sempre atenta às conversas e evita ao máximo desligar os processadores dos implantes cocleares, mesmo em ambientes mais ruidosos. Assume-os sem constrangimentos, porque sabe que eles são algo bom do qual se deve orgulhar. Sem eles não conseguia ouvir e, se há pessoa que adora ouvir, é a Leonor.

Acreditem no que vos vamos dizer: cada minuto que passamos no otorrinolaringologista, nas sessões de audiologia e, principalmente, na terapia auditiva-verbal foi o melhor que podíamos ter feito pela Leonor e, se tivéssemos de voltar atrás, faríamos tudo da mesma forma.

Para pais que estejam na mesma situação: custa muito aceitar a realidade, mas entrar em negação é o pior que podem fazer pelos vossos filhos. Agarrem-se a experiências positivas, ouçam a opinião dos profissionais que acompanham o vosso filho e sejam interventivos. O nosso sonho realizou-se graças ao trabalho de equipe que foi feito e, nessa equipe, nós, pais, temos de ser membros ativos.

A Jornada Auditiva–Verbal de Rishi e Família[1]
Jothi Muthu Chelleppan, mãe de Rishi, 13 anos, surdez profunda bilateral, usuário de implante coclear bilateral

Somos uma pequena família de três pessoas, pai, mãe e Rishi que tem perda auditiva. Eu trabalho como Gerente Sênior e meu marido é Diretor e nós dois trabalhamos para um banco. Minha gravidez com Rishi foi tranquila, e ele nasceu saudável a termo pesando 3,3 kg. Como o bebê estava em posição pélvica, precisei da cesariana para fazer o parto.

Nossa família não tinha história de surdez e não havia nada que nos preocupasse com relação a uma perda auditiva. Quando meu bebê nasceu, a triagem auditiva neonatal foi realizada na minha frente e do meu marido e o bebê não passou. As enfermeiras sugeriram que, às vezes, é normal que o bebê não passe na triagem se houver algum acúmulo de líquido nas orelhas. Também não nos preocupamos com isso.

E depois de 1 a 2 semanas, comecei a pensar no teste e tentei bater palmas atrás do bebê e observar qualquer movimento dele. Fizemos outro teste em um centro comunitário quando o bebê tinha 45 dias, e lá também meu bebê não passou no teste. Comecei a me preocupar muito. E quando o bebê tinha 3 meses de idade, ele passou por uma avaliação audiológica completa no Hospital Mount Sinai, em Toronto, onde confirmaram a perda auditiva em ambas as orelhas. A audiologista[2] apresentou o resultado do exame para mim e meu marido, enquanto minha mãe aguardava no corredor. Foi o momento mais doloroso da minha vida. Ficamos sem palavras e não sei como voltamos para casa.

Então, dentro de uma semana, enquanto ainda não conseguíamos digerir a notícia em si, fomos orientados a nos encontrar com uma audiologista do Hospital SickKids. A audiologista logo começou a explicar sobre implantes cocleares (IC) e tudo me surpreendeu. Em seguida, nos reunimos com o médico que explicou sobre a cirurgia e a importância de ser candidato à cirurgia de IC e o processo para ser elegível para a cirurgia. O hospital forneceu um roteiro para várias avaliações, exames de ressonância magnética e tomografia computadorizada, e a Terapia Auditiva–Verbal (TAV). Iniciamos a TAV quando meu bebê tinha 3 meses de idade, por sugestão do Hospital, onde nos encontramos com

---

[1] O depoimento desse paciente foi traduzido por Maria Emília de Melo (primeira autora do livro).
[2] Nota da tradutora/editora: no Canadá, onde essa família reside, não existe fonoaudiologia. Os cursos universitários e as profissões são separadas em Audiologia (*Audiologist*) e Patologista da Fala e Linguagem (*Speech-Language Pathologist*). Mila Melo, terapeuta auditiva–verbal que atendeu Rishi e sua família, possui as três certificações: *Speech-Language Pathologist*, *Audiologist*, e EALF Terapeuta Auditiva–Verbal (Nota escrita por Maria Emília de Melo).

a terapeuta Mila Melo[3]. Logo após o início da TAV, fizemos uma pausa de 3 meses de férias no meu país de origem e encontrarmo-nos com a nossa família. Quando voltamos, meu bebê tinha 7 meses e reiniciou a terapia imediatamente.

Meu bebê recebeu aparelhos auditivos Phonak quando tinha 3 meses de idade para ajudá-lo a acessar os sons com a audição residual até a cirurgia. Era muito difícil mantê-los atrás das orelhas. Ele não se beneficiou em nada dos aparelhos auditivos e, portanto, não tivemos nenhum incentivo para passar pela luta para mantê-los nele. Tentei mantê-los ligados pelo máximo de tempo possível todos os dias.

Depois de várias avaliações, nos foi notificado que Rishi era um candidato a se submeter à cirurgia de IC e eles deram várias opções, incluindo: fazer cirurgia em uma orelha, cirurgia em duas orelhas ou não fazer a cirurgia e criar a criança dentro da cultura da comunidade surda. Sem pensar duas vezes, optamos imediatamente por fazer uma cirurgia nos dois ouvidos, tudo o que queríamos era que meu bebê ouvisse e falasse.

Quando ele recebeu os ICs, ficamos muito motivados para mantê-los o maior tempo possível. Primeiro foi difícil, pois ele começava a puxá-los imediatamente. Conversei com a terapeuta Mila e aprendi sobre o chapéu especial que mantém os ICs no lugar enquanto permite que o IC tenha acesso aos sons. Foi um salva-vidas, que usamos até os 20 meses de idade. Nunca tivemos problemas em manter os ICs, graças ao chapéu. Ele sabia desde o início que ouvia algo com o IC, e isso o motivou a tê-lo enquanto estivesse acordado.

Escolhemos que nosso filho ouvisse e falasse porque a perda auditiva foi uma surpresa para nós e ninguém que eu conhecia tinha perda auditiva. Achamos que nosso filho precisa se comunicar com o resto da família e amigos e queríamos que ele tivesse uma vida normal.

Não tínhamos ideia da TAV, foi toda a orientação que recebemos do hospital de que a TAV é a que faz conexões significativas dos sons com o usuário de IC. Como ele já estava em TAV, continuamos após a cirurgia. Participávamos das sessões de terapia financiadas pela Saúde Pública de Toronto pelo Programa da Audição Infantil. As sessões eram presenciais na casa Bob Rumball Centre for the Deaf[4]. Mila Melo, nossa terapeuta, é minha inspiração em nossa jornada TAV. Eu usei as estratégias aprendidas nas sessões de terapia no dia-a-dia do meu bebê, 24X7[5] e meu marido foi muito cooperativo em toda a jornada. Mesmo agora, se eu brinco com alguns bebês, eu me lembro de Mila por ela ensinar sobre como brincar com bebês. Nunca foi apenas brincar, acrescentar algum conhecimento, ou adicionar alguma linguagem ou adicionar alguma

---

[3] Maria Emília de Melo.
[4] Bob Rumball Canadian Centre of Excellence for the Deaf.
[5] Nota da tradutora/editora: 24 x 7 é uma expressão na língua inglesa que indica alta intensidade ou frequência (24 horas por dia, 7 dias da semana) . (Nota escrita pela Maria Emília de Melo, primeira autora do livro.)

instrução no jogo. Cada sessão foi muito importante para mim, pois me deu força e muitas ideias diferentes para transmitir a linguagem. Fomos autorizados a gravar as sessões e isso realmente ajudou sempre que queríamos reassistir a sessão e obter algumas ideias. Essas sessões realmente ajudaram meu filho a se concentrar, ouvir instruções e segui-las. Foram momentos felizes em que parei de me preocupar com a perda auditiva e comecei a me concentrar na audição dele. Pedi demissão do meu emprego para me concentrar na jornada auditiva do meu bebê e nunca me arrependo disso.

Aqui quero agradecer à Saúde Pública de Toronto, pois eles nos guiaram a navegar por toda a jornada sem qualquer luta.

A audição do meu filho tornou-se equivalente à das crianças ouvintes quando ele tinha 3 anos de idade, e ele se formou na TAV, mas o desenvolvimento dele foi monitorado e ele recebeu as avaliações todos os anos até os 6 anos de idade. Enquanto isso, uma professora visitava meu filho uma vez por mês em casa e falava sobre o programa de pré-escola para crianças com perda auditiva na Rede Pública de Ensino de Toronto. Inscrevemos meu filho no programa, e ele realmente se beneficiou do programa. Era mais pessoal, a relação aluno-professor era de 2:1 e era maravilhoso. Depois da pré-escola, ele estava pronto para o programa regular de ensino oferecido na escola pública do bairro. A Rede Pública de Ensino de Toronto fornece um sistema de FM que o ajuda a ouvir o professor sem qualquer ruído, e havia um professor que o ajudava duas horas por semana na escola e gradualmente o suporte foi removido, passando para apenas monitoramento à medida que ele ficou mais velho.

Rishi tem agora 13 anos e está estudando o 8º ano. Ele é bom nos estudos. Gosta de jogar futebol e basquete. Ele pratica karatê há 6 anos e é medalhista de bronze na natação. Ele gosta de tocar piano e é um grande jogador de videogame. A maioria de seus finais de tarde é ativa, repleta de qualquer uma dessas atividades.

Honestamente falando, eu não faria nada diferente ou não tenho nada a oferecer a mim mesma se pudesse voltar no tempo. Fui devidamente guiada pela Saúde Pública de Toronto desde o dia 1 e estava fazendo a coisa certa, mesmo que eu não estivesse pronta para aceitar a verdade. E com a terapia auditiva-verbal, como eu via o progresso a cada semana, eu estava muito motivada a fazer a minha parte da terapia em casa com mais intensidade. Estou feliz com o que fiz durante esse tempo.

Para os pais com bebês recém-diagnosticados, sugiro ter fé nos profissionais de saúde. É muito difícil aceitar a verdade inicialmente, mas quanto mais cedo melhor para as crianças. Honestamente, se não houvesse intervenção do Programa Audição Infantil da Saúde Pública de Toronto e tivéssemos que tomar a decisão sozinhos, não teríamos feito a cirurgia dos ICs aos 11 meses de idade. A família e os amigos podem dar conselhos reconfortantes e podem contar várias histórias sobre como a audição se desenvolve após 2 ou 3 anos. Não caia na armadilha, siga o conselho do médico.

Jornada Auditiva–Verbal de Jackson[6]
Jackson Atkinson, 21 anos, surdez profunda bilateral, usuário de implante coclear bilateral

Meu nome é Jackson Atkinson, um júnior em Finanças na Universidade de Western Ontário, e aspirante a banqueiro. Durante o ano letivo, moro com amigos fora do *campus*, mas passo meus verões onde cresci em Oakville, Ontário, com minha mãe e meu irmão mais novo, que é calouro na Universidade Wilfred Laurier. Visito frequentemente meu pai também, que mora em Burlington com minha madrasta.

Nasci em maio de 2002, um pouco antes de a triagem auditiva neonatal universal ser implementada em Ontário. Minha mãe observava meu comportamento muito de perto enquanto eu crescia e tinha certeza de que algo estava errado. Esse sentimento deu-lhe a persistência para continuar a procurar os médicos até que uma resposta fosse dada. Muitos médicos disseram aos meus pais que não havia nada de errado com a minha audição ou qualquer outra coisa. Eventualmente, foi confirmado que eu era surdo e o processo de obter aparelhos auditivos no Hospital SickKids em Toronto começou. Fui diagnosticado como surdo profundo nas duas orelhas, incapaz de ouvir todos os sons da fala e do ambiente, quando eu tinha 14 meses. Imediatamente após o diagnóstico, eu recebi os aparelhos auditivos e comecei a terapia auditiva-verbal (TAV) com a fonoaudióloga Mila Melo. Aos 16 meses de idade, recebi o primeiro implante coclear (IC) que foi ativado 1 mês depois[7]. Eu usava o IC em uma orelha e o aparelho auditivo na outra. Quando eu tinha 3 anos e meio de idade, eu recebi meu segundo implante coclear.

Como eu era muito jovem no meu tempo fazendo TAV, eu não conseguia notar uma mudança ou desenvolvimento em minhas habilidades verbais. No entanto, muitas vezes reconheço o fato de que comecei a ouvir quase dois anos depois da maioria das pessoas da minha idade, mas ainda posso me comunicar da forma o mais eficaz possível. Ao encontrar especialistas em otorrinolaringologia, audiologia e TAV, muitas vezes sou reconhecido por meu discurso estelar. Além disso, tenho notado as dificuldades enfrentadas ao conhecer pessoas surdas e com deficiência auditiva que não tiveram o privilégio de receber serviços da TAV como eu.

Apesar da falta de memória em razão de ter feito TAV em uma idade tão jovem, posso relembrar memórias através de fotos guardadas pela minha mãe.

---

[6] O depoimento desse paciente foi traduzido por Maria Emília de Melo (primeira autora do livro).

[7] Nota da editora: em 2003, as crianças recebiam apenas 1 implante coclear no Hospital SickKids . (Nota escrita pela Maria Emília de Melo, primeira autora do livro.)

Minha experiência em TAV foi uma terapia prática, interativa, projetada para crianças pequenas. Percebo o impacto não pelas vantagens, mas pela falta de barreiras.

A vida após a TAV representa quase toda a minha vida, mas graças aos recursos que tomei conhecimento pela minha audiologista e pela equipe de apoio da escola, não tem sido muito desafiadora. As situações sociais eram muitas vezes mais difíceis, mas eram facilitadas por ferramentas como a função SCAN nos meus ICs. Ironicamente, ouvir em sala de aula é mais fácil para mim do que para outros alunos graças à caneta Phonak Roger FM. É um dispositivo de microfone que o professor usa ao redor do pescoço e amplifica sua voz como se estivesse ouvindo a menos de 1 metro de distância. O dispositivo faz a voz do professor ser acusticamente saliente e despreza os ruídos de fundo ao redor da sala de aula. Outras pessoas que conheço usaram a caneta Phonak em situações sociais, mas como mencionado anteriormente, prefiro o programa SCAN para isso. No basquete, meu treinador usou o *MiniMic* da Cochlear. Ele serve o mesmo propósito que a caneta Phonak, exceto que você pode ajustar o volume de fundo e o volume do microfone com facilidade. Além do *MiniMic*, ligava meus ICs numa configuração de programa que suaviza os ruídos no ginásio, evitando ecos que me impediam compreender a comunicação entre colegas.

As experiências do meu passado refletem desafios apenas em ambientes com diferentes níveis e condições sonoras. Por causa da minha TAV, apenas tive essa barreira. Na universidade, não utilizo recursos adicionais além dos implantes cocleares. Os professores usam microfones para as grandes salas de aula; anúncios de prazos, horários de expediente, cancelamentos de aulas e outros anúncios importantes são comunicados *online*.

Olhando para trás em minha jornada auditiva-verbal, estou excessivamente impressionado e extremamente grato pelos esforços de meus pais e pelo processo em que eles lidaram com minha perda auditiva. Não há nada que eu mudaria sobre o que eles fizeram. Fico feliz por ter recebido TAV, IC, e estar cercado de grandes figuras de apoio. Pessoalmente, eu aconselharia "meu eu adolescente" a aceitar mais minha perda auditiva. Era algo que eu tentava esconder perto do início do ensino médio, usando penteados longos e me opondo a recursos que me beneficiassem. Mais tarde aceitei meus IC como parte de quem eu sou, mas nunca deixei que isso me definisse.

Os pais de crianças surdas não devem se preocupar com a surdez limitando a experiência de vida de seus filhos. A TAV é um instrumento fundamental na construção de uma vida social forte para o seu filho, que pode ser ainda mais auxiliada por recursos tecnológicos. Como mencionado anteriormente, acredito que as crianças com surdez ou deficiência auditiva devem abraçar sua deficiência, pois isso não as limita em nenhum contexto (se os recursos adequados forem aproveitados).

Estou ansioso para o caminho emocionante que está à frente em minha jornada auditiva, bem como minha jornada de vida. Meus planos futuros incluem seguir minha nova carreira no setor bancário, especificamente como economista, onde espero alavancar as habilidades que aprendi na escola. Em segundo lugar, espero continuar a melhorar meu estilo de vida ativo, que eu consigo através do levantamento de peso e basquete. Por fim, estou me esforçando ao máximo para manter minha vida social e me colocar em ambientes sociais onde posso melhorar a fala e a escuta todos os dias. Além dos meus planos futuros, estou ansioso para a nova tecnologia em torno da deficiência auditiva que continua a melhorar a vida de indivíduos com surdez e deficiência auditiva.

ÍNDICE REMISSIVO

Entradas acompanhadas por um *f* em itálico ou um **q** em negrito indicam figuras e quadros, respectivamente.

A
Abordagem
 auditiva-verbal, 33
  publicações que dão suporte à, 33
AG Bell Academy, 45, 52, 54
 código profissional, 56
 declaração de práticas e procedimentos da, 56
 missão, 45
 princípios de prática da, 50
 regras de conduta, 48, 59
Ambiente
 de escuta adequado, 65-67
Aparelhos de amplificação sonora individual (AASI), 10, 34
Apreendendo a escutar
 sons, palavras e imagens, 87-88
Aprendizagem auditiva
 incidental, 13
Atenção auditiva
 facilitar o desenvolvimento da, 68-70
Audição
 desenvolvimento da, 2, 14
 e linguagem falada, 4
 integrar em todos os aspectos da vida, 13
 uso da, 12
 para aquisição da linguagem falada, 12
Avaliações audiológicas, 9

C
Citomegalovírus congênito, 8
Crianças
 com surdez
  e perda auditiva permanente, 31, 63
  detecção, diagnóstico e intervenção precoce de, 36
  facilitadores e barreiras, 36
  exemplos de, **39q**

D
Desenvolvimento
 auditivo, 1
Dispositivos auditivos, 12

E
Escolas de ensino regular
 educação em, 17
Especialização em audição e linguagem falada
 certificação em terapia auditiva-verbal, 45

AG Bell Academy e sua missão, 45
aquisição e manutenção do
  título, 51
  semelhanças e diferenças entre um especialista
  e educador auditivo-verbal, 47
  relevância, 49
Estimulação
  auditiva, 9
    benefício da, 9

F
Fadiga auditiva, 13
  níveis da, 13
  ocorrência da, 13
Fala
  paralela, 75
  percepção auditiva da, 70
  própria, 75
Família
  intervenção centrada na, 6
Fechamento auditivo, 78

G
Ganchos auditivos, 69

H
Habilidades
  auditivas, 11
    desenvolvimento das, 11
  fragmentadas, 13
    desenvolvimento de, 13

I
Implante coclear
  crianças usuárias de, 2
Intervenção
  precoce, 1
    diagnóstico, 8
    opção de, 1

L
Leitura labial, 11
Limiares
  auditivos, 10

Língua de sinais, 11, 21
Linguagem oral, 78
  compreensão da, 11
  desenvolvimento da, 12, 14
  expressiva, 14
  modelos fluentes de, 11
  para crianças, 2

M
Meio sensorial primordial, 10

O
Organização Mundial da Saúde, 1

P
Perda auditiva, 1
Planos de intervenção
  desenvolvimento de, 16
Prática Embasada na Evidência (PEE), 32
  objetivo, 32
Prática Informada por Evidência (PIE), 32
  objetivo, 32
Princípios de comportamento profissional, 48
Programas auditivo-verbal e auditivo-oral
  diferenças entre, *23q*
Protocolos
  audiológicos, 9
    pediátricos, 9

Q
Quociente de inteligência
  não verbal, 35

R
Realce acústico, 70
Reunião de coordenação de serviços, **19q**

S
Sanduíche auditivo, 69, *69f*
Serviços de apoio adequados, 17
Surdez, 1

T

Tecnologia assistiva, 17
Tecnologia auditiva
  avançada, 9, 10
Terapeutas auditivo-verbais
  certificados, 14, 49
  princípios dos especialistas em
    audição e linguagem falada, 8
Terapia auditiva-verbal, 1
  audição e linguagem falada, 4
  certificação da, 3
  conquista na, 84-86
    estratégias que facilitam a, 84-86
  diferenças com outras práticas, 21
  embasada em e informada por
    evidências, 31, 32
    dados históricos, 31
  especialização em audição e
    linguagem falada
    certificação, 45
  estratégias da, 63
    criar um ambiente de escuta
      adequado, 65
    facilitar o aprendizado
      independente, 80
    facilitar o desenvolvimento da
      atenção auditiva, 68
    facilitar o desenvolvimento da
      linguagem oral e cognição, 78
    potencializar a percepção auditiva
      da fala, 70
    promover e desenvolver
      o conhecimento
      da linguagem, 74
  fundamentos da, 2, 3*f*
  individualizada, 11
  perspectivas das famílias sobre a
    jornada, 89
    Felipe, 89-91
    Jackson, 98-100
    Leonor, 92-94
    Rishi, 95-97
  princípios da, 4, 5, **5q**
    intervenção precoce, 6
    centrada na família, 6
    trabalho colaborativo, 18
Triagem
  neonatal, 8
  universal, 8

V

Vocabulário
  desenvolvimento do, 11

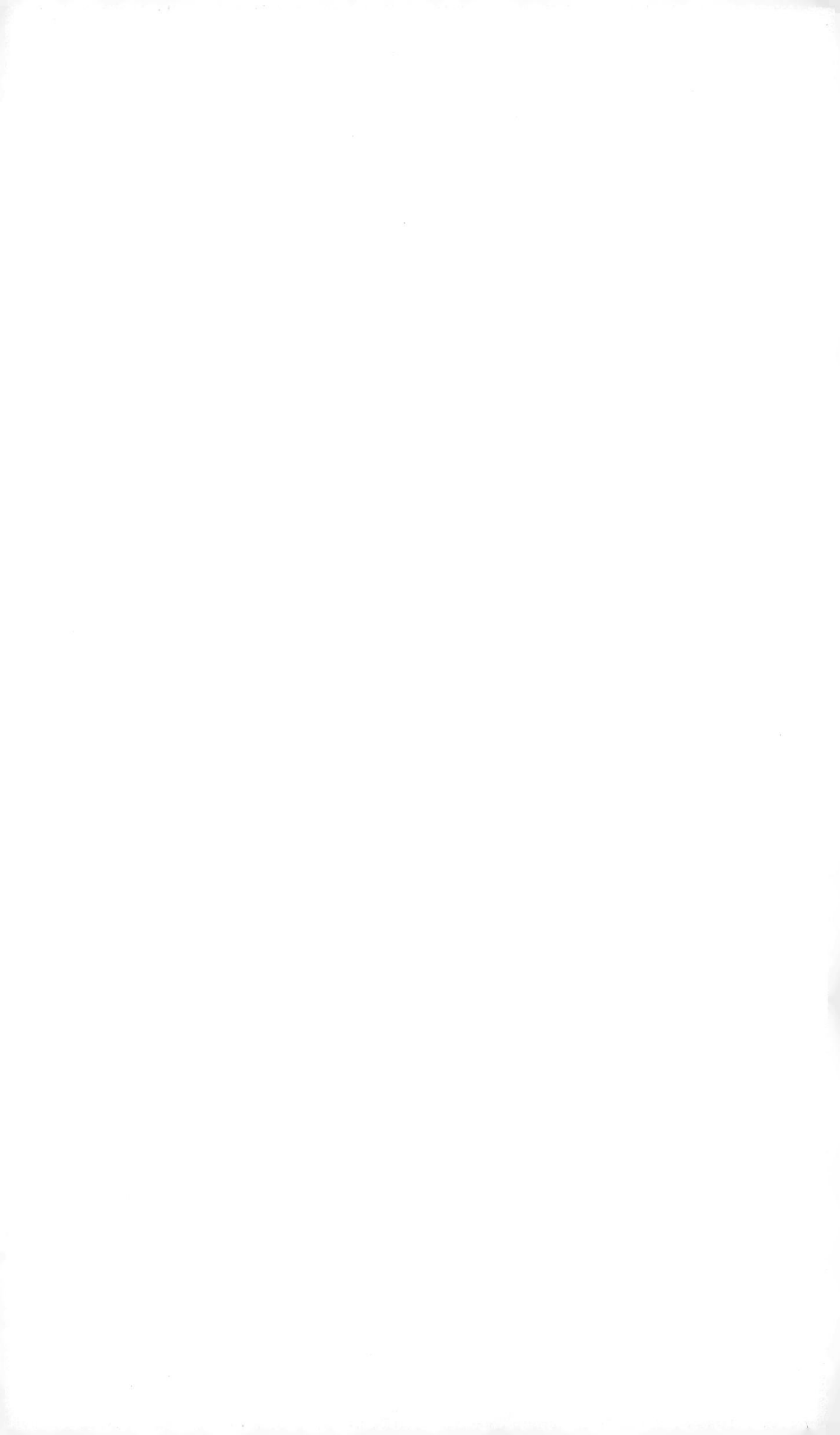